Não engula o chiclete!

**DR. AARON E. CARROLL E
DRA. RACHEL C. VREEMAN**

Tradução
Maria Sílvia Mourão Netto

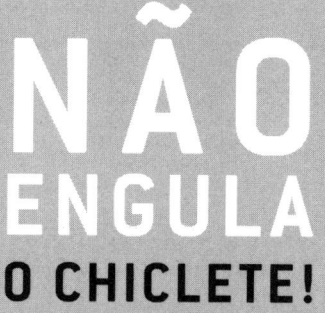

NÃO ENGULA O CHICLETE!

MITOS, MEIAS VERDADES E MENTIRAS DESCARADAS SOBRE O CORPO E A SAÚDE

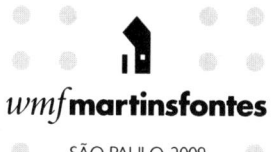

wmf **martinsfontes**

SÃO PAULO 2009

Esta obra foi publicada originalmente em inglês com o título
DON'T SWALLOW YOUR GUM!
por St. Martin's Griffin, N. York
Copyright © 2009 by Aaron E. Carroll e Rachel C. Vreeman
Todos os direitos reservados.
Copyright © 2009, Editora WMF Martins Fontes Ltda.,
São Paulo, para a presente edição.

1ª edição 2009

Tradução
MARIA SÍLVIA MOURÃO NETTO

Acompanhamento editorial
Márcia Leme
Revisões gráficas
Sandra Regina de Souza
Ana Paula Luccisano
Edição de arte
Katia Harumi Terasaka
Produção gráfica
Geraldo Alves
Paginação/Fotolitos
Studio 3 Desenvolvimento Editorial

Dados Internacionais de Catalogação na Publicação (CIP)
(Câmara Brasileira do Livro, SP, Brasil)

Carroll, Aaron E.
  Não engula o chiclete! : mitos, meias verdades e mentiras descaradas sobre o corpo e a saúde / Aaron E. Carroll, Rachel C. Vreeman ; [tradução Maria Sílvia Mourão Netto]. – São Paulo : Editora WMF Martins Fontes, 2009.

  Título original: Don't swallow your gum!
  Bibliografia
  ISBN 978-85-7827-197-8

  1. Fisiologia humana – Miscelânea 2. Medicina – Miscelânea I. Vreeman, Rachel C. II. Título.

09-09737   CDD-612

Índices para catálogo sistemático:
1. Fisiologia humana : Medicina : Miscelânea   612

Todos os direitos desta edição reservados à
Editora WMF Martins Fontes Ltda.
Rua Conselheiro Ramalho, 330 01325-000 São Paulo SP Brasil
Tel. (11) 3293.8150 Fax (11) 3101.1042
e-mail: info@wmfmartinsfontes.com.br http://www.wmfmartinsfontes.com.br

PARA

Aimee,
que realmente acredita que não há nada
que eu não possa fazer.

E

Joe,
amor da minha vida, que queria nos dar
capas de caçadores de mitos.

Sumário

Introdução   1

Parte I: "Olha só o tamanho dos pés dele!"
Mitos sobre o corpo humano   7

Homens com pés grandes têm pênis grande **9** • As pessoas só usam 10% da capacidade do cérebro **11** • Pelos e unhas continuam crescendo depois que a pessoa morre **13** • Se você raspar seus pelos, eles vão crescer mais depressa, mais escuros e mais grossos **14** • Você vai prejudicar sua visão se ler no escuro **16** • Uma pessoa engole em média até oito aranhas por ano **19** • É preciso evacuar pelo menos uma vez por dia **22** • Sua urina deve ser quase transparente **24** • É possível enganar o teste do bafômetro **26** • Nunca se deve acordar um sonâmbulo **29**

Parte II: "Você quer pegar uma pneumonia?"
Mitos sobre como pegamos e tratamos doenças   31

Tempo frio ou úmido faz mal para a saúde **33** • Você pode desenvolver hérnia se levantar peso **34** • Você pode "pegar" de alguém a erupção cutânea causada pelo sumagre venenoso **36** • Se você é alérgico, só pode ter cachorro de pelo curto ou que não solte muitos pelos **38** • A boca de um cachorro é mais limpa do que a de um ser humano **39** • Muco verde é sinal de sinusite **42** • Desodorante antitranspirante causa câncer de mama **44** • A vacina contra gripe provoca gripe **46** • Você precisa ficar acordado se tiver sofrido uma concussão **49** • Se você é doador de órgãos, os médicos não se esforçam muito para salvar a sua vida **51** • A gente perde a maior parte do calor do corpo pela cabeça **53** • Use o filtro de máximo fator de proteção solar para não se queimar **54** • Vitamina C, equinácia e zinco previnem o resfriado **56** • "Airborne" é a melhor pedida para prevenir o resfriado **60** •

Leite materno cura dor de ouvido **63** • A acupuntura não adianta nada **66**

Parte III: "Mas eu estava tomando pílula!"
Mitos sobre sexo e gravidez — 69

Homens pensam em sexo a cada sete segundos **71** • A camisinha previne contra todas as DSTs **74** • A vida sexual dos solteiros é muito melhor do que a dos casados **76** • As virgens têm o hímen fechado **79** • A mulher não engravida se ele "tirar" no último minuto **81** • Pílulas anticoncepcionais não funcionam direito se você toma antibióticos junto **84** • É mais provável conceber um bebê do sexo masculino se a relação for no meio do ciclo **86** • É possível prever o sexo do bebê sem a ajuda do médico **88** • Os gêmeos nascem em gerações intercaladas **91** • Viajar de avião é perigoso para o feto **92** • Repouso previne o parto prematuro **94**

Parte IV: "Ele não vai entrar em Harvard sem 'Baby Einstein'."
Mitos sobre bebês e crianças — 95

"Baby Einstein" vai deixar meu filho mais inteligente **97** • Incluir cereal na alimentação do bebê faz ele dormir mais tempo **99** • A dentição provoca febre **102** • É seguro para os bebês dormir na cama dos pais **104** • As lactantes podem beber álcool **106** • Remédios para gripe, resfriado e tosse vendidos sem receita são seguros para bebês e crianças pequenas **108** • O andador ajuda o bebê a andar mais cedo **110** • Leite em pó enriquecido com ferro causa prisão de ventre em bebês **112** • O açúcar estimula as crianças **115**

Parte V: "Não engula o chiclete!"
Mitos sobre o que comemos e bebemos — 117

O chiclete fica no estômago durante sete anos **119** • Carne de peru dá sono **121** • O leite cria catarro **125** • Toranja ajuda a queimar calorias **128** • Comer à noite engorda **130** • É preciso beber no mínimo oito copos de água por dia **133** • É seguro pegar um alimento que caiu no chão, desde que seja em menos de cinco segundos **136** • Você pode mascar chiclete em vez de escovar os dentes **138** • É preciso esperar uma hora depois de comer para entrar na água **140** • Não faz mal mergulhar a torrada mordida no patê **142**

Parte VI: "As vacinas deixaram o meu bebê autista."
    Mitos que geram controvérsias e debates   145

Desconhecidos envenenam os doces das crianças no Halloween **147** • O flúor na água é perigoso **151** • A maioria dos suicídios acontece perto das datas comemorativas **156** • Mais mulheres são agredidas no dia do Super Bowl do que em qualquer outro dia do ano **159** • Medicamentos novos são sempre melhores **162** • Vacinas causam autismo **166**

Termos difíceis de pesquisa que você vai encontrar neste livro	171
Referências bibliográficas	173
Agradecimentos	217
Sobre os autores	219

Não engula o chiclete!

Introdução

Alguma vez você já passou perto de um cemitério e pensou em unhas retorcidas crescendo nos cadáveres enterrados ali? No dia em que você viu um homem de pés enormes, você pensou se outras partes do corpo dele seriam igualmente grandes? O peru do Dia de Ação de Graças deixou você com sono bem na hora da partida de futebol? Você parou de raspar as pernas com lâmina e começou a depilá-las com cera porque os pelos estavam ficando mais grossos e crescendo mais depressa? Para você é uma batalha conseguir tomar os recomendados oito copos de água por dia?

Todos os dias você ouve ou pensa coisas sobre saúde e corpo humano que não são necessariamente verdadeiras. Às vezes, elas não passam de suposições ainda não comprovadas. Outras vezes, pesquisas científicas podem ter comprovado que essas noções sobre o corpo e como mantê-lo saudável são francamente falsas.

Mesmo assim, ainda vemos informações desse tipo em programas de TV e em revistas e as ouvimos de amigos e parentes. Até mesmo seu médico pode ter repetido para você um desses mitos.

Um dos segredinhos sujos da prática médica é que só uma mínima parte daquilo que nós, médicos, fazemos, foi realmente comprovada. As pessoas supõem que, se um médico recomenda alguma coisa, ele deve ter razão. Porém, para *saber* se de fato uma coisa é verdade, é preciso fazer uma boa pesquisa científica e isto custa tempo e dinheiro. Embora haja milhões de pessoas e bilhões de dólares investidos em pesquisas científicas, simplesmente não há dados suficientes para responder a todas as perguntas, em particular diante do fato de que a pesquisa moderna geralmente está voltada para os problemas mais graves e os medicamentos e procedimentos mais avançados.

Assim, na maioria das vezes em que um médico faz alguma recomendação, ele está apenas dando seu melhor palpite. E não há nada de errado nisso. Um bom médico se vale de toda sua prática, experiência e conhecimentos para lhe oferecer seu melhor conselho; por isso, na maior parte dos casos, o conselho que ele dá é útil e realmente ajuda. No entanto, outro médico talvez dê um conselho diferente. Quem está com a razão? Como saber em quem confiar?

Se isso acontece até com problemas de saúde importantes, o que dizer dos menos críticos, como aqueles cuidados que sua mãe dizia para você tomar? Ou as coisas que seus amigos disseram que viram na TV e até o que você lê em livros populares sobre saúde?

O fato é que, com muita frequência, não sabemos o que é verdade e o que não é. Foi daí que se originou a ideia para este livro. Muitas crenças que você tem sobre a sua saúde, coisas que ouve desde criança, simplesmente nunca foram comprovadas. Mais uma vez, não há nada de errado nisso. Mas as ideias que não foram corroboradas não devem receber o mesmo crédito nem ter o mesmo peso daquelas que foram confirmadas. É importante entender de onde vieram essas crenças infundadas e então julgar se são legítimas ou não.

Alguns mitos já foram estudados. Podemos ver o que dizem os estudos e decidir o que é verdadeiro. E como saber se os estudos científicos são de fato confiáveis? Nós dois somos médicos e pesquisadores. Como profissionais, boa parte do nosso trabalho consiste em lecionar e ensinar outras pessoas – pais, mães e colegas médicos – a entender pesquisas científicas. Como pesquisadores, nos esforçamos para manter a imparcialidade no que fazemos. Cuidamos para não tomar decisões antes que os experimentos sejam devidamente concluídos. Assim, podemos aceitar o que a ciência nos disser, seja o que for, independentemente da opinião que tivéssemos a respeito. Queremos apresentar aqui um curso-relâmpago em pesquisas e estudos científicos sobre saúde a fim de que os leitores possam compreender como a ciência nos ajuda a perceber se uma crença é certa ou errada. Como base para este curso-relâmpago, recomendamos que você dê uma rápida espiada na seção intitulada "Termos difíceis de pesquisa que você vai encontrar neste livro". E não queremos que você acredite que uma coisa é mito só porque nós dissemos que é. Queremos que você saiba *por que* nós fizemos tal afirmação.

O melhor tipo de estudo possível é o que o mundo científico chama de "estudo randomizado controlado". (Mais uma vez, dê uma olhada na seção "Termos difíceis".) Nesses ensaios, as pessoas recebem um ou outro de dois tipos de tratamento, sem saber qual. Nas melhores pesquisas, ninguém que está envolvido no procedimento sabe qual pessoa recebeu qual tratamento. Analisando o que acontece com as pessoas pesquisadas, podemos apontar que efeito o tratamento ou a situação *causou*. Os estudos randomizados controlados são a única maneira de provar a relação de causa e efeito. Você deve desconfiar quando alguém lhe diz que algo "comprovadamente funciona" ou "comprovadamente causa" determinado efeito, a menos que o resultado tenha sido obtido num estudo randomizado controlado. Esse tipo de experimento é muito raro no mundo da medicina devido ao seu alto custo e à complexidade da sua metodologia. Às vezes, chega até a ser antiético. Talvez você tenha ouvido os fabricantes de cigarros dizerem que nunca ficou provado que fumar causa câncer. Isso porque nunca houve um estudo randomizado controlado envolvendo o consumo do cigarro e o câncer. E nunca haverá. Você consegue imaginar alguém aprovando uma pesquisa que obrigue secretamente um grupo de pessoas a fumar para ver se desenvolvem câncer? Isso é uma loucura, além de ser errado!

Quando não se pode simplesmente fazer um estudo randomizado controlado, temos de contar com a segunda melhor opção. Por meio de outros estudos, chamados epidemiológicos ou de coorte, podemos analisar "associações". A associação nos diz se uma coisa está relacionada a outra. Associação e causação não são a mesma coisa. Embora não possamos provar que fumar *causa* câncer (porque não podemos realizar um estudo randomizado controlado para prová-lo), existe uma quantidade gigantesca de provas de que o hábito de fumar *está associado* ao câncer. Os dados que corroboram uma associação entre o tabagismo e o câncer não nos permitem afirmar com 100% de precisão que fumar causa câncer, mas estamos muito próximos de ter essa certeza. Os estudos científicos que constatam associações normalmente lidam com grandes grupos de pessoas (quanto mais, melhor), nos quais é mais fácil verificar se elas têm alguma coisa em comum (como fumar e ter câncer).

Muitos mitos neste livro foram postos em xeque por evidências dessa natureza. Talvez não existam estudos randomizados controlados capazes de descartar tais mitos, mas há muitos dados derivados de ensaios epidemiológicos e de coorte que nos indicam a resposta correta. Quando as evidências científicas pró ou contra alguma coisa se acumulam, é nossa opinião que devemos acreditar na ciência. Neste livro, você verá que sempre defenderemos a ciência.

Lembre-se disso ao longo da leitura: saiba que não se pode provar uma negativa. Embora possamos dizer que algo nunca ocorreu, nem uma vez sequer, na história do mundo, não podemos oferecer provas definitivas de que isso *nunca* vai acontecer. Isso também não quer dizer que você deve *esperar* que tal coisa aconteça. Não é lógico acreditar que algo é verdadeiro ou que vai ocorrer só porque não existe prova absoluta de que é falso.

Por exemplo, nunca se registrou na história do mundo o nascimento de uma pessoa capaz de voar. Não podemos provar nem dizer com 100% de certeza que amanhã não nascerá um ser humano capaz de voar, mas isso é muito, muito, muito improvável. Assim, é aceitável dizer, mesmo na falta de provas absolutas, que as pessoas não podem voar.

Neste livro, examinaremos várias crenças sobre o corpo humano e a saúde. Apresentaremos os dados científicos da melhor maneira possível, com base em tudo o que podemos encontrar na literatura médica e científica, e vamos insistir que só a presença ou a ausência dos dados devem lhe servir de base para resolver em que acreditar.

O que realmente nos preocupa são aquelas vezes em que grandes estudos randomizados controlados foram feitos e derrubaram um mito no qual, porém, as pessoas continuam acreditando. Essas situações são frustrantes, porque o júri já deu seu veredicto: não haverá mais estudos a respeito. Todas as pesquisas indicam que o mito é insustentável, mas as pessoas simplesmente não aceitam esse fato.

Sabemos que as pessoas não gostam de ouvir que estão erradas (Aaron em especial: ele sempre acha que está com a razão). Descobrir que uma coisa em que você acredita não é verdade pode ser perturbador e inquietante. Quando publicamos os primeiros destes mitos no *British Medical Journal* (*BMJ*), em dezembro de 2007, ficamos chocados com a forte reação de um grande número de pessoas. Alguns simplesmente não conseguem se libertar de um mito.

Haverá leitores deste livro que continuarão se recusando a aceitar o que os estudos mostraram ser verdadeiro (ou falso). Incluímos extensas referências bibliográficas para quem tiver interesse em investigar as informações mais a fundo. Talvez você se surpreenda ao constatar como são escassas as evidências que corroboram algumas de suas crenças, e também com o volume daquelas que desautorizam outras. Tentamos mostrar tudo. Incluímos todas as provas que pudemos; e, quando não havia prova alguma, nós o admitimos.

Adote uma postura aberta. Na maior parte das vezes, este livro tornará sua vida mais fácil. Principalmente, vai lhe dar vários argumentos muito bons para discordar de sua mãe.

PARTE I

OLHA
SÓ O TAMANHO
DOS PÉS DELE!

**MITOS SOBRE O
CORPO HUMANO**

Homens com pés grandes têm pênis grande

Alguma vez você já reparou num homem com pés especialmente grandes e ficou se perguntando se outras partes do corpo dele também não seriam maiores que o normal? Embora alguns afirmem que o tamanho do pênis de um homem pode ser inferido de acordo com o tamanho de seus pés, outros dizem que é o tamanho das mãos ou até do nariz que realmente revela o tamanho do segredo que ele tem dentro das calças. Pode ser que essa ideia de comparar partes do corpo para estimar tesouros escondidos tenha surgido em compradores perspicazes, mas ela também pode ter raízes na ciência propriamente dita. Nos mamíferos, o gene Hox influencia o desenvolvimento dos dedos dos pés e das mãos e também do pênis ou clitóris. Como é muito raro ouvir alguém mencionar a "expressão genética" quando fala de pênis e pés, parece mais provável que esse mito decorra do nosso desejo humano de identificar padrões, mesmo quando não existe nenhum padrão a ser identificado. Gostamos de ter explicações para as coisas que vemos e gostamos de agrupar coisas semelhantes (neste caso, apêndices do corpo masculino).

Apesar de ambas as protuberâncias terem o mesmo controle genético, os homens com pés grandes não têm necessariamente o pênis maior. Embora à primeira vista possa parecer promissora a perspectiva de estimar o comprimento do pênis mediante uma rápida olhada para os pés do "candidato", a ciência agora nos mostra que essa tese não se sustenta. Uma pesquisa com sessenta homens no Canadá apontou uma correlação fraca, mas estatisticamente significativa, entre o comprimento peniano e a altura do corpo e o tamanho dos pés (lembre-se: "estatisticamente significativa" não quer necessariamente dizer "significativa" na vida real). Entretanto, uma pesquisa com um grupo ligeiramente maior, com 104 sujeitos, conduzida por dois urologistas, os doutores Shah e Christopher, destinada a medir o comprimento dos pênis depois de terem sido puxados ao máximo, constatou que o número dos sapatos e o tamanho do pênis não se correlacionavam. Uma pesquisa ainda maior, intitulada "Pesquisa Definitiva sobre o Tamanho do Pênis", com dados relativos a 3.100 homens, também não encontrou relação entre o número do sapato e o tamanho do pênis ereto, mesmo nos casos em que os homens informaram seu tamanho em vez de serem medidos. E quando se pede a homens que falem do tamanho de seu membro... bom, digamos apenas que a ciência também demonstra que é rotina haver exageros. Além disso, a "Pesquisa Definitiva sobre o Tamanho do Pênis" nunca foi revisada por outros pesquisadores da área nem publicada em periódicos científicos. Os resultados obtidos pelos doutores Shah e Christopher podem até ser os mais confiáveis, mas seu estudo carece de corroboração. Outras pesquisas também não encontraram uma ligação entre o comprimento dos dedos das mãos e o tamanho do pênis. Pode-se avaliar os pés e as mãos de um homem quanto quiser, mas isso não passará absolutamente nenhuma informação sobre quanto eles medem lá em cima.

As pessoas só usam 10% da capacidade do cérebro

Você sabe que pode realizar seus sonhos se simplesmente tomar essa decisão. Afinal de contas, você está usando só 10% do seu cérebro, certo? Imagine o que poderia fazer com os restantes 90%!

Está na hora de "cair na realidade". Há mais de cem anos as pessoas acreditam que só usamos 10% do nosso cérebro. Infelizmente, isso quer dizer apenas que há mais de cem anos as pessoas estão enganadas. Em 1907, os gurus do desenvolvimento pessoal e professores de motivação tentavam convencer suas plateias de que elas poderiam alcançar níveis mais altos de realização se conseguissem entrar em contato com mais partes do seu poder cerebral latente e ocioso. Há quem diga até que foi Albert Einstein o primeiro a afirmar que a maioria das pessoas usa apenas 10% do cérebro, e que ele era um gênio porque usava mais o cérebro do que o restante de nós. Nenhuma dessas alegações é verdadeira! Não existe nenhuma comprovação oficial de que Einstein tenha dito uma coisa dessas.

O mito do cérebro ocioso foi minuciosamente desfeito por um especialista em neurociência, o dr. Barry Beyerstein. Muitas pesquisas com pacientes portadores de lesões cerebrais sugerem que danos causados em praticamente qualquer área do cérebro têm efeitos específicos e duradouros sobre as capacidades do ser humano. Se o mito dos 10% fosse verdadeiro, não haveria nenhum problema em lesionar várias regiões do cérebro. A maior parte das vezes, porém, isso não é absolutamente verdade. Uma lesão em praticamente qualquer parte do cérebro sempre causa danos.

Diferentes tipos de procedimentos para obter imagens do cérebro, incluindo tomografias computadorizadas, ressonância magnética e até mesmo técnicas mais detalhadas, demonstram que nenhuma área do cérebro fica completamente inerte ou inativa.

Muito mais de 10% do cérebro está em grande atividade, praticamente o tempo todo. Além disso, as muitas funções cerebrais estão localizadas em setores muito específicos do cérebro. Cada um deles tem uma atuação especial. Quando os neurocirurgiões chegam ao córtex e pesquisam o cérebro, área por área, eles simplesmente não conseguem localizar onde estão os restantes 90% "ociosos", pois encontram funções em atividade em quase todas as áreas. Principalmente quando os cientistas observam as respostas de células cerebrais isoladas, os neurônios (num procedimento chamado "localização em micronível"), eles não encontram áreas inativas nem interrupções de funcionamento na ligação entre as áreas. Nem mesmo estudos sobre o metabolismo das células, que analisam como as partes do cérebro metabolizam ou processam as substâncias químicas, revelam áreas adormecidas.

Assim, por mais deprimente que possa parecer, você provavelmente já usa tudo o que tem. Na realidade, está usando 100% do seu cérebro. Naturalmente, pode ainda duvidar do antigo adágio que diz que não se ensina truque novo a cachorro velho, uma vez que você *sempre* pode aprender coisas novas. Inclusive muitas pesquisas comprovam que estímulo cerebral regular pode ajudar a retardar a demência e o comprometimento mental à medida que vamos envelhecendo.

Pelos e unhas continuam crescendo depois que a pessoa morre

Alguma vez você já atravessou um cemitério e pensou nas unhas compridas e recurvadas crescendo nos cadáveres lá embaixo? Essa ideia perturbadora provavelmente é uma daquelas que ouviu em volta da fogueira, num acampamento quando era criança. E tem uma capacidade tão mórbida de atração que há muito tempo aparece em livros e filmes. Johnny Carson chegou até a brincar sobre isso, dizendo: "Durante três dias depois da morte o cabelo e as unhas continuam a crescer, mas os telefonemas definham." Apesar de toda a popularidade dessa ideia, ela simplesmente não é verdadeira. Citamos um comentário abalizado de um especialista, William R. Maples, que é antropólogo forense: "A imagem é poderosa e perturbadora, mas é pura fantasia. Isso não acontece."

Contudo, esse mito tem uma pequena base na realidade. Após a morte, o corpo resseca ou fica desidratado. Como a pele seca, ela encolhe (num tipo diferente de encolhimento do que ocorre com o corpo humano na água fria). Como a pele enruga ou se retrai em torno do cabelo e das unhas, dá a impressão de que estes estão maiores ou mais proeminentes. Mas é uma ilusão de óptica; na realidade, as unhas e o cabelo não cresceram. Para crescer, cabelo e unhas necessitam de uma complexa mistura de hormônios que deixam de ser produzidos pelo organismo após a morte. As pesquisas sobre a regulação celular do crescimento capilar confirmam que a pessoa precisaria estar viva para que o cabelo continuasse a crescer. Não precisa marcar corte de cabelo e manicure para seu cadáver – não importa quando tenha sido sua última ida ao salão.

Se você raspar seus pelos, eles vão crescer mais depressa, mais escuros e mais grossos

Se você é mulher e tem um pouco mais de buço do que gostaria, provavelmente sempre achou que raspando esses pelos eles crescem mais escuros e mais grossos do que antes. E sua mãe talvez tenha avisado, na primeira vez que você quis raspar as pernas, que os pelos voltariam – piores. Até mesmo *websites* informativos sobre saúde afirmam que, depois de raspados, os pelos renascem mais escuros e mais grossos. Quem já usou uma lâmina para raspar pelos de alguma parte do corpo sabe com que rapidez aparecem de novo na pele aqueles pontinhos pretos.

Há várias pesquisas científicas comprovando que os pelos raspados não crescem mais escuros do que antes. Já em 1928 um ensaio clínico demonstrava que a depilação não afetava o crescimento dos pelos. Quando esses pesquisadores raspavam áreas delimitadas de pele de alguns sujeitos experimentais, mas não de outros, não constatavam diferença nenhuma na velocidade com que os pelos voltavam a nascer. Pesquisas mais recentes confirmam esses primeiros dados.

A chave para entender esse mito consiste em saber o que realmente acontece quando o pelo é raspado. A lâmina remove a porção morta do pelo, não a parte viva que fica sob a pele. Como não atinge a porção do pelo que realmente é responsável por seu crescimento, é improvável que o ato de raspar interfira na rapidez com que ele cresce ou em sua aparência. Por sua vez, a depilação com cera ou outras formas de remoção de pelos que os arranquem de dentro da pele *podem* efetivamente alterar a velocidade com que eles renascem. Na realidade, esses métodos que não raspam podem até acelerar mais o crescimento capilar. Por que então o mito persiste?

Provavelmente, a razão para essa crença é uma ilusão de óptica. Quando um pelo é cortado com uma lâmina, sobra uma ponta afilada. Como os pelos raspados não têm a aparência delgada do pelo não raspado, eles parecem mais grossos (mesmo não sendo). E também podem dar a sensação de mais ásperos por causa da ponta afilada. Além disso, os pelos novos que estão crescendo ainda não tiverem oportunidade de clarear pela ação do sol ou de outros produtos químicos, e por isso, no começo, são mais escuros do que os pelos existentes, embora com o tempo acabem ficando tão claros quanto os outros.

E pense nisto: se esse mito fosse verdade, seria fácil evitar a calvície. E como Aaron costuma dizer aos seus amigos, raspar a cabeça não fará de maneira nenhuma o cabelo crescer mais grosso nem mais depressa!

MITO, MEIA VERDADE OU MENTIRA DESCARADA?
Se você arranca um fio de cabelo branco, nascem dois em seu lugar

Conforme as pessoas envelhecem, seu cabelo vai ficando grisalho. Arrancar esses primeiros fios brancos parece uma boa opção, mas muitas pessoas se preocupam com a ideia de que outros nascerão para substituí-los. A verdade é que seus cabelos brancos se multiplicarão com o passar do tempo, mas arrancá-los não tem nada a ver com isso. Cada cabelo nasce de um único folículo. Arrancar um fio de cabelo não fará que dois nasçam desse mesmo folículo. Além disso, quando você arranca um fio, ele só cresce à razão de 1 cm por mês. Durante o tempo em que o fio branco original está crescendo de novo, é normal que os outros cabelos ao lado continuem embranquecendo por conta própria. A ideia de que arrancar os fios brancos aumenta a sua quantidade é um *mito*. Arrancá-los não tem nada a ver com seu aumento; é o tempo que faz isso.

Você vai prejudicar sua visão se ler no escuro

"Pare de ler no escuro senão você vai estragar os olhos!" Talvez você se lembre de seus pais dizendo isso quando você era criança e ficava encolhido debaixo do cobertor, com a lanterna acesa para enxergar aquele livro que simplesmente não conseguia parar de ler. Agora, quando você vê outras pessoas ou até mesmo seus próprios filhos lendo com pouca luz, a primeira coisa que quer fazer é acender uma lâmpada ou adverti-los da mesma maneira.

É certo que pouca iluminação pode dificultar o foco e também diminuir o número de vezes que você pisca, causando desconforto aos olhos porque eles ficam ressecados e você os mantém abertos mais tempo do que devia. Entretanto, a verdade é que os efeitos desse esforço ocular não duram. Assim que a iluminação volta a ser adequada, esses efeitos desaparecem.

Simplesmente não há dados comprovando que ler no escuro prejudica a visão para sempre. Diante da ausência de evidências científicas claras, temos de levar em conta as outras fontes que podemos encontrar: opiniões de especialistas, pesquisas correlatas, tendências históricas. A maioria dos oftalmologistas conclui que ler com luz fraca não prejudica os olhos. Embora ler nessa condição tensione os olhos com o acúmulo de efeitos negativos temporários, é improvável que isso cause uma mudança permanente no funcionamento ou na estrutura ocular.

Uma pesquisa se dedicou a examinar os índices de diminuição no piscar durante períodos de leitura intensa em pacientes com distúrbios que causam ressecamento dos olhos, como a Síndrome de Sjogren. Em portadores dessa síndrome, o menor número de piscadas e o esforço ocular durante a leitura podem acarretar comprometimento temporário da acuidade visual. Entretanto, mesmo nas pessoas que sofrem desse problema, a capacidade de enxergar melhorou assim que pararam de ler, o que novamente sugere que os olhos recuperam sua linha de base normal assim que o fator de estresse é interrompido.

Por sua vez, um artigo sobre miopia chegou à conclusão de que "experiências visuais aumentadas", como ler com luz fraca ou segurando o livro perto demais do rosto, poderiam resultar em "comprometimento do crescimento ocular e erro de refração" (em outras palavras, ler com luz fraca pode prejudicar a visão). O dado principal citado a favor dessa possibilidade é que a miopia está se tornando cada vez mais comum e que as pessoas que leem mais são mais propensas a ser míopes. O autor nota que essa hipótese está apenas começando a "ganhar crédito científico".

Ao examinar esse argumento, precisamos considerar vários fatos importantes. Em primeiro lugar, associação não é o mesmo que causação. Só porque mais pessoas que leem muito são míopes não quer dizer que ler com luz fraca cause miopia. Mesmo que esses dois fatores estejam ligados, o fator-chave pode ser a quantidade que a pessoa lê, não a quantidade de luz presente durante a leitura. Outro importante fator a ser considerado são as tendências históricas de iluminação. Antes da invenção e do uso generalizado das lâmpadas elétricas, as pessoas tinham de se contentar em ler à luz de velas em aposentos escuros. Agora, a maioria tem acesso a luz suficiente para leitura sempre que necessário. Nunca antes na história do mundo houve acesso a melhores condições de iluminação para leitura. Nesse sentido, o fato de mais pessoas hoje em dia serem míopes, mesmo num mundo tão bem iluminado, não corrobora a ideia de que ler com pouca luz prejudica os olhos.

Por conseguinte, nossa conclusão é que não existem dados científicos definitivos para corroborar ou refutar a alegação de que ler com pouca luz estraga a visão, mas a maioria dos especialistas acredita (e o bom-senso sugere) que isso não é verdade.

MITO, MEIA VERDADE OU MENTIRA DESCARADA?
Se você não fechar os olhos quando espirra, eles vão saltar das órbitas

Lá pelos idos de 1882, o *New York Times* noticiou que o olho de uma infeliz senhora de Indianápolis explodiu depois que ela espirrou num bonde. É desnecessário dizer que o artigo descreve a dor excruciante que ela sentiu. Na literatura médica existente, não conseguimos localizar nenhum caso documentado de luxação de globos oculares, ou de olhos saltando das órbitas, depois de um espirro. Por sua vez, vomitar com força e muitas vezes pode fazer os olhos saltarem. Alguns tipos de traumas oculares também podem causar esse efeito. Mas quanto a espirrar, temos apenas o caso lamentável daquela senhora do século XIX, dentro do bonde, ocorrido em nossa cidade de Indianápolis. Entretanto, mesmo que isso pudesse acontecer, fechar as pálpebras dificilmente impediria o globo ocular de saltar da órbita. O programa de televisão *MythBusters* [*Caçadores de mitos*] chegou até a forçar uma pessoa a espirrar de olhos abertos e comprovou que eles não saltaram do rosto. Este é apenas um episódio e não basta para provar que isso não é possível, então consideramos que seja uma *meia verdade*. Mas é sem dúvida útil lembrar que seria extremamente improvável ocorrer e que, apesar de todas as histórias de horror, os olhos estão muito, muito, muito seguros em seu devido lugar.

Uma pessoa engole em média até oito aranhas por ano

Rachel detesta aranhas. E o fato de ela ter sido picada no ano passado por uma aranha saltadeira do leste da África só fez piorar essa sua aversão. Apesar de ela ter consciência de todos os motivos lógicos pelos quais deveria gostar de aranhas, ela realmente fica apavorada na presença desses bichinhos. E Aaron passou por uma experiência horrível quando levou de uma aranha marrom uma picada no meio da testa (o que fez seu irmão dar-lhe o apelido de "unicórnio"). A ideia de que é comum engolir aranhas enquanto dormimos é extremamente assustadora para nós dois. Podemos imaginar que no começo alguém contou que engolia aranhas para tentar assustar pessoas como Rachel, e que essa ideia era tão medonha que acabou sendo repetida. Um livro sobre folclore relativo a insetos, publicado em 1954, mencionava esse mito e a maioria das versões que se ouvem por aí insinua que essas aranhas são engolidas durante o sono. Em 1993, Lisa Holst escreveu um artigo em que descrevia como essa ideia de engolir aranhas era um mito, "uma crença ridícula daquelas em que as pessoas acreditam". E, dentro do clássico espírito de criação de mitos, hoje o artigo de Holst é citado como uma fonte documentando que as pessoas realmente engolem aranhas todos os anos (mesmo que isso seja exatamente o *contrário* do que ela disse!).

Como sabemos que as pessoas não costumam engolir oito aranhas por ano? É possível provar que isso de fato *não* acontece? Não. Não há grandes pesquisas provando que isso não ocorre, mas tampouco existem estudos provando que isso *de fato* acontece. Não conseguimos encontrar nenhum estudo documentando casos em que alguém engoliu acidentalmente uma aranha viva. E, na ausência de provas científicas, não há razão para crer que isso efetivamente aconteça. Além disso, há vários motivos pelos quais é praticamente impossível as pessoas engolirem tantas aranhas.

Somos os primeiros a reconhecer que somos clínicos gerais e não especialistas em aranhas. Portanto, temos de recorrer a profissionais, como os assustadoramente apaixonados responsáveis pelo *site* www.spiderzrule.com. (Esse *site* é daqueles que é preciso ver para crer.) Por que é que geralmente não engolimos aranhas enquanto dormimos? Em primeiro lugar, as pessoas viram de lado durante o sono. Essa movimentação provavelmente espanta as aranhas, que então se afastariam. Depois, seria preciso que a pessoa estivesse de boca aberta, e nem todos dormem assim. Em terceiro lugar, os especialistas em insetos dizem que, como outros artrópodes, as aranhas instintivamente fogem de bocas abertas exalando respiração. Isso faz sentido: se você é um artrópode, a menos que seja suicida, é programado para evitar ao máximo o que poderia lhe comer. Por fim, a aranha teria de entrar em sua boca e ficar ali dentro numa posição tal que desencadeasse o reflexo de engolir. Nós não engolimos automaticamente toda vez que alguma coisa entra na nossa boca. A chance de todos esses fatores acontecerem juntos – uma aranha potencialmente suicida andando por aí, muito perto da sua boca, capaz de efetivamente penetrar no espaço escuro e úmido de sua respiração e conseguir desencadear o reflexo de engolir – é realmente muito pequena.

Ainda assim, há quem afirme que uma aranha poderia cair dentro da boca. E se estivesse pendurada no teto bem em cima da sua boca? A possibilidade de isso acontecer também é incrivelmente pequena. A boca é um alvo relativamente pequeno para que uma aranha consiga acertá-lo por acaso. E antes que você comece a se inquietar com a ideia de que todo ano oito aranhas chegarão ao seu estômago através do seu nariz, é ainda menos provável que você as engula dessa maneira do que se elas de fato resolvessem caminhar para dentro de sua boca. Suas narinas são ainda menores (queremos crer!) que a sua boca e, portanto, constituem um alvo ainda menor para as aranhas acertarem. A situação mais provável, caso uma aranha efetivamente tenha entrado em seu nariz, é que você espirre para expulsá-la. O reflexo do espirro é muito sensível e é desencadeado até mesmo por fragmentos muito pequenos de poeira que penetrem no nariz.

Assim, é possível que você tenha engolido uma aranha, talvez até mais de uma. Mas é extraordinariamente improvável que tenha engolido oito só no último ano. Ou que existam pessoas em número suficiente engolindo aranhas a ponto de realizarem esse feito em média oito vezes por ano (ou ainda mais). Trata-se de um mito, sem sombra de dúvida.

> MITO, MEIA VERDADE OU MENTIRA DESCARADA?
> ## Se você for picado por uma abelha, deve extrair o ferrão
>
> Essa é uma *meia verdade*! Se você for picado por uma abelha, precisa, sim, tirar o ferrão. Este pode continuar liberando o veneno, o que vai piorar sua reação à picada. Tirar o ferrão o mais depressa possível é importante ao tratar picadas de abelha. Mas como extrair o ferrão? Alguns acham que basta espremer, e outros mandam raspar a pele com alguma coisa lisa que arraste o ferrão para fora. Uma pesquisa com voluntários que se deixaram picar por abelhas testou diversos métodos de remover o ferrão e constatou as reações a cada um deles. Esse estudo descobriu que a reação à picada não era pior espremendo ou raspando a pele. O que tornava a reação pior era o tempo que o ferrão permanecia na pele. Aja o mais rápido que puder para tirar o ferrão!

É preciso evacuar pelo menos uma vez por dia

Como somos pediatras, é comum sermos consultados por pais preocupados, dizendo que o filho não evacua todo dia. A aflição deles é porque não fazer cocô diariamente quer dizer que a criança está constipada. Nossos colegas geriatras dizem que os adultos manifestam a mesma preocupação. Com o que você está aflito? Seu receio secreto é que seus intestinos acabem explodindo? Ou que deixarão de funcionar para sempre se você ficar tempo demais sem ir ao banheiro? Você não é o único. Quando pesquisamos na *web* saúde intestinal, encontramos grande quantidade de pessoas recomendando a importância de evacuar pelo menos uma vez por dia.

Na melhor das hipóteses, trata-se apenas de uma meia verdade. Embora a evacuação regular de fato previna o incômodo e as possíveis complicações de uma constipação, a pessoa pode passar muito bem se seu intestino não funcionar todos os dias. Os médicos não dirão que você tem um problema de constipação a menos que evacue menos de três vezes por semana.

Como definir a constipação em adultos? Prepare-se, porque o que temos a dizer pode ser muito mais do que você algum dia já quis saber sobre quanto cocô as pessoas devem fazer. Os médicos dizem que um adulto sofre de constipação crônica se apresentar dois ou mais dos problemas seguintes durante pelo menos doze semanas ao ano: você precisa fazer força em pelo menos 25% das evacuações; suas fezes são duras ou apresentam-se empelotadas em pelo menos 25% das evacuações; você não sente que esvaziou totalmente os intestinos pelo menos 25% das vezes; você sente que está com o intestino preso pelo menos 25% do tempo; você tem de usar os dedos para ajudar as fezes a sair pelo menos 25% das vezes; por último, você evacua menos de três vezes por semana.

E as crianças? Os médicos certamente hão de querer que os bebês evacuem com mais frequência! Na realidade, porém, os bebês pequenos não precisam fazer cocô todo dia. Aqueles que só evacuam algumas vezes por semana podem estar muito bem. Como definir uma constipação em crianças? Há muitos grupos médicos propondo critérios para defini-la. Uma dessas definições é conhecida como Roma II para crianças e, de acordo com esse parâmetro, as crianças com constipação crônica atendem a pelo menos dois dos seguintes critérios: (1) pelo menos duas semanas produzindo fezes duras e em formato de pequenas bolinhas na maioria das evacuações; (2) fezes firmes duas vezes ou menos por semana; (3) nenhuma outra doença intestinal. Outra definição é dada pela Sociedade Norte-Americana de Gastroenterologia Pediátrica, Hepatologia e Nutrição, e diz que as crianças estão constipadas quando não defecam ou o fazem com dificuldade por duas semanas ou mais, o que é significativo para causar sofrimento à criança. Uma terceira definição, conhecida como o Consenso de Paris, diz que constipação é o período de oito semanas em que ocorrem duas das seguintes situações: evacuar menos de três vezes por semana; perder o controle do intestino por causa da constipação e deixar escapar as fezes sem querer pelo menos uma vez por semana; produzir fezes grandes que entopem a privada; ter fezes retidas que se podem sentir pressionando a barriga; segurar as fezes de propósito ou não querer evacuar; sentir dor ao evacuar.

Se você ou seu filho se encaixa em uma dessas definições, naturalmente devem conversar com um médico. Mas seguramente nenhum especialista ficará preocupado se você não produzir fezes todos os dias.

Sua urina deve ser quase transparente

Qual foi a última vez em que você examinou a cor de sua urina? Em nossa experiência como médicos, muitas vezes nos surpreendemos com o que as pessoas nos dizem sobre a cor da urina. Se der ouvidos a esses "especialistas", provavelmente vai pensar que a urina deve ser de um amarelo claro ou quase transparente e, se for mais escura que isso, você deve começar a se preocupar por talvez estar desidratado. Se sua urina é amarela, você deve precisar de mais água – os famosos 6 a 8 copos de água por dia, certo?

Na realidade, temos aqui uma meia verdade. É verdade que a urina fica mais escura quando é menos frequente. Quando o corpo precisa guardar mais líquidos (por exemplo, quando você está desidratado), você faz menos xixi (um volume menor de urina), e este será mais escuro. Mas estar com a urina amarela não significa que você esteja desidratado! A cor da urina depende de sua osmolalidade, que é o termo técnico para a quantidade de substâncias dissolvidas no líquido. Quando há mais coisas dissolvidas num determinado volume de urina, esta se apresenta mais concentrada e, por isso, parece mais escura. Entretanto, a osmolalidade da urina normal pode ser muito diferente de pessoa para pessoa. Um especialista em regulação de fluidos testou a urina de 69 adultos jovens e saudáveis e mediu o volume médio e a concentração da urina deles. Para esse grupo, composto de sujeitos considerados todos bem hidratados e sadios, o volume médio de urina foi de 1,5 litro por dia, e a concentração média foi de 600 mosmol/kg de H_2O. Nessa concentração média, a urina tem coloração moderadamente amarela, que pode ser interpretada como "escura" em comparação com a recomendada urina "transparente" ou "amarelo claro". Na verdade, essa concentração está perfeitamente dentro dos limites normais. A maior parte do tempo, a urina normal de uma pessoa saudável e bem hidratada pode ser muito amarela. Se você está se esforçando para deixá-la transparente ou amarelo claro, provavelmente está se preocupando à toa.

Existe um só fator de atenção a respeito da cor da urina. Às vezes, os médicos recomendam que as pessoas com problemas de saúde, como cálculos renais, façam um esforço extra para diluir a urina. Se um médico recomendou que você tente chegar a uma cor de urina mais clara do que o normal devido a alguma doença, então siga essa orientação para cuidar melhor de seu problema. Para os que estão com a saúde perfeitamente em ordem, não há por que se preocupar se sua urina surge amarela! Se sentir sede, beba algo. Se não sentir, não se atormente!

É possível enganar o teste do bafômetro

Há quem diga que, se você bebeu muito e o guarda parar seu carro para fazer o teste do bafômetro, você só precisa colocar na boca uma moeda de 1 centavo de dólar (supostamente feita de cobre). A teoria por trás desse conselho é que o cobre desencadeia uma reação química com o álcool na saliva que altera o resultado da leitura no bafômetro. O irônico desse mito é que até mesmo a noção de moeda de cobre é um grande engano, pois as moedas de 1 centavo de dólar são feitas de zinco há décadas. Mas mesmo a pequena quantidade de cobre nessa moeda não é capaz de causar uma reação com o álcool residual na saliva. O bafômetro mede o teor de álcool no sangue examinando o nível de álcool do ar que vem do fundo de seus pulmões. A quantidade de álcool lá no fundo é realmente muito próxima do teor de álcool presente no sangue.

Uma moeda de 1 centavo pode ser o truque de mágica mais citado para driblar o bafômetro, mas há aqueles que recomendam chupar moedas de 5 centavos ou balas para tosse, mastigar amendoins, engolir *curry* em pó, cebola, antisséptico bucal ou balas de hortelã. O programa *Caçadores de mitos* chegou efetivamente a testar se haveria alguma coisa que, colocada na boca, comida ou chupada pudesse adulterar o teste do bafômetro, e constatou que moedas de 1 centavo de dólar, balas de hortelã e cebolas não adiantavam nada para diminuir a leitura do nível de álcool. Já o uso de antisséptico bucal na verdade aumentou o índice de álcool.

De volta ao mundo real, um sujeito muito embriagado chegou a pensar que, se engolisse um bocado das próprias fezes, conseguiria burlar o bafômetro. Nessa leitura, o teor de álcool no seu sangue provou ser o dobro do limite legal. Na nossa opinião, as pessoas teriam de estar ainda mais bêbadas do que ele para se agachar, evacuar na própria mão e depois enfiar isso tudo na boca.

Outro aspecto que devemos salientar é que o procedimento dos testes do bafômetro consiste em tomar duas medidas, com 15 a 20 minutos de intervalo entre ambas. Assim, quaisquer efeitos milagrosos que você tenha conseguido operar na primeira vez teriam de ser repetidos também para o segundo teste. Mesmo que de alguma maneira você tenha conseguido driblar o sistema uma vez, é menos provável que o faça de novo. Pesquisas cuidadosas com muitas amostras de leituras feitas pelo bafômetro mostram que elas são incrivelmente acuradas e têm alta correlação com o nível de álcool no sangue – e este é imune ao que você eventualmente coloque na boca. Inclusive suas fezes.

> **MITO, MEIA VERDADE OU MENTIRA DESCARADA?**
> ## Velas de citronela espantam pernilongos
>
> Podemos aceitar como *meia verdade* essa alegação sobre a citronela, um repelente natural de pernilongos que de fato serve para mantê-los afastados. Óleos e loções à base de citronela podem afastar os pernilongos da sua pele, mas não agem tão bem quanto produtos com DEET. Os repelentes normalmente à venda com a concentração normal de DEET protegem a pele durante cinco horas, enquanto os produtos com citronela atuam por uma ou duas horas. E velas com citronela? Uma pesquisa testou a eficácia dessas velas em comparação com as normais e com um ambiente sem velas. As pessoas que estavam a poucos centímetros das velas de citronela sofreram 42% menos picadas do que quem não estava perto de nenhuma vela. Os que ficaram perto de velas comuns sofreram 23% menos picadas. As velas podem nos proteger dos pernilongos em certa medida, especialmente se você permanecer bem perto delas. Mas o método mais eficiente de proteção contra pernilongos para você e seus filhos ainda é usar um repelente à base de DEET.

MITO, MEIA VERDADE OU MENTIRA DESCARADA?
Pernilongos que zumbem não picam

Por mais que detestemos os pernilongos, a maioria das pessoas não sabe muita coisa sobre eles. Há alguns fatos que deixam muito claro que zumbir e picar não têm nada a ver entre si. Em primeiro lugar, o incômodo zumbido que ouvimos é produzido pela vibração das asas do pernilongo. Todos os tipos de pernilongo têm asas, e por isso todos zumbem. Se um pernilongo passar perto de seu ouvido, você vai ouvir o som das asas dele. Em segundo lugar, só as fêmeas picam os seres humanos. Na realidade, elas precisam do sangue para produzir os ovos dos quais nascerão os pernilonguinhos. Os pernilongos machos não picam a gente. Assim, nem todos os pernilongos picam, mas todos zumbem. Uma coisa não tem nada a ver com a outra. Não fique achando que o pernilongo zumbindo na sua orelha não pica, pois isso é *mentira descarada*.

Nunca se deve acordar um sonâmbulo

Embora Rachel durma na mesma posição a noite inteira, outras pessoas fazem bem mais exercício que ela enquanto dormem. O sonambulismo, assim como falar dormindo, são mais comuns entre pessoas de 15 a 24 anos. Ter alguma doença psiquiátrica ou mental também parece aumentar o risco de sonambulismo. Se na sua família há um sonâmbulo, você talvez se preocupe com a chance de ele se ferir enquanto anda pela casa ou, pior ainda, conseguir sair de casa. Mas muitos tentam nunca acordar um sonâmbulo porque têm medo de causar um ataque do coração, um choque ou uma lesão cerebral.

Nunca houve um caso de um sonâmbulo que tenha morrido em decorrência de ter sido acordado durante um "passeio". Acordar o sonâmbulo pode deixá-lo confuso ou assustado e, em seu estado de confusão, ele pode se tornar violento e tentar atacar você. Há registros de raros casos de sonâmbulos que cometeram assassinatos durante o sonambulismo; por isso, se você puder reconduzir a pessoa de volta à cama sem acordá-la, essa parece ser a melhor estratégia.

Mas isso não quer dizer que você deve a todo custo evitar acordar o sonâmbulo. Se você de fato acordá-lo, ele não estará correndo um risco maior de ter um ataque do coração, um AVC ou qualquer outra dessas coisas assustadoras. Talvez você precise tomar algumas medidas para que o sonâmbulo não se machuque, pois ele não está ciente de seus movimentos. Se ele estiver correndo perigo e não houver como reconduzi-lo à cama, então certamente você deve tentar acordá-lo!

Há algumas medidas que podem ser tomadas para impedir que o sonâmbulo se machuque. Retire do aposento dele todos os objetos perigosos, coloque trancas nas portas e janelas para que ele não consiga abri-las durante o sono, e pense se não é mais sensato que o quarto do sonâmbulo seja no térreo para evitar que ele caia da escada.

PARTE II

VOCÊ QUER PEGAR UMA PNEUMONIA?

MITOS SOBRE COMO PEGAMOS E TRATAMOS DOENÇAS

Tempo frio ou úmido faz mal para a saúde

Muita gente – inclusive sua mãe – acredita que sair no frio aumenta as chances de ficarmos doentes.

Um artigo científico fez uma revisão de todos os experimentos em que os cientistas pesquisaram se de fato há maior probabilidade de ficarmos doentes quando sentimos frio. Nessas pesquisas, chegaram até a colocar no nariz das pessoas o vírus que causa o resfriado comum, e depois criaram uma condição para que uma parte delas sentisse muito frio. As pessoas expostas ao frio não se mostraram mais propensas a ser infectadas pelo resfriado do que as não expostas. Outra pesquisa estudou a ligação entre ficar com os pés gelados e apresentar os sintomas de resfriado. Nesse estudo, as pessoas cujos pés foram submetidos a muito frio relataram mais sintomas de resfriado. Mas será que isso quer dizer que pés frios causaram os sintomas de resfriado? Não. É muito possível que essas pessoas apenas tivessem citado os sintomas porque estavam sentindo frio nos pés. Não existe aqui uma clara relação de causa e efeito.

Há outros motivos pelos quais as pessoas podem associar doenças com tempo frio. Segundo alguns especialistas, o tempo frio leva as pessoas a ficarem mais tempo juntas, em recintos fechados, facilitando dessa maneira a propagação dos vírus do resfriado e outras doenças. Não há dados científicos sólidos para corroborar essa hipótese, mas é conhecimento comum que gripes e resfriados são mais facilmente transmitidos quando as pessoas ficam em aglomerações.

Você pode desenvolver hérnia se levantar peso

Alguma vez você se preocupou em desenvolver hérnia por ter levantado uma caixa pesada? Bom, quer saber? Na melhor das hipóteses, esta é apenas uma meia verdade. Voltamos aqui a um ponto crucial de distinção, quando interpretamos a ciência e entendemos como as coisas acontecem: existe uma diferença entre causação e associação. A causação faz algo acontecer; "associação" significa que duas coisas ocorrem juntas, mas não necessariamente que uma tenha causado o surgimento da outra. A hérnia e as caixas pesadas podem estar associadas entre si, mas erguer uma caixa pesada não causa hérnia.

Outro detalhe médico significativo nesse caso tem a ver com a definição de hérnia. Tecnicamente, a hérnia é uma abertura ou um enfraquecimento da parede muscular no abdômen ou na virilha. Geralmente, trata-se de uma deficiência que não fechou adequadamente durante o desenvolvimento ou de um defeito hereditário. Essa abertura ou fraqueza não está ali porque você pegou algum peso. O movimento de suspender peso não provoca a hérnia. Mas é nesse momento que entra em cena a associação. Quando você suspende algo pesado, isso aumenta a pressão sobre o abdômen e, se você já tem uma hérnia, essa pressão maior pode fazer com que uma parte de seu abdômen (uma pequena bolsa de tecido dos intestinos) forme uma saliência e se projete pela abertura. O movimento de erguer algo pesado pode fazer essa bolsa sair pela abertura ou se tornar mais proeminente, o que tornará a hérnia mais visível. Mas, mesmo que você nunca tenha erguido nada e que nunca tenha feito nenhum tipo de esforço muscular, esse defeito ou abertura de uma parede muscular em seu organismo ainda continuará lá. Em outras palavras, a hérnia continua existindo.

Certamente, o esforço físico não é o único nem o mais importante fator para o aparecimento de uma hérnia. Em duas pesquisas que investigaram o que as pessoas consideravam a causa de suas hérnias, fica claro que a maioria dos portadores de hérnia não estabelecia nenhuma ligação entre o esforço físico ou o ato de levantar coisas pesadas com o seu problema. Num levantamento com 129 pacientes, que tinham ao todo 145 hérnias, somente 7% disseram que, em sua opinião, a hérnia foi causada por estresse muscular ou um esforço qualquer, como o de levantar algo pesado. Em outro estudo, com 133 pacientes que tinham ao todo 135 hérnias, 89% disseram que os sintomas da hérnia tinham aparecido gradualmente. Dos 11% dessa pesquisa para os quais a hérnia estava relacionada com esforço físico, os examinadores médicos não conseguiram encontrar dados concretos que sustentassem essa alegação. Sendo assim, na melhor das hipóteses temos uma meia verdade. Levantar algo pesado e descobrir que você tem hérnia podem ser fatos correlatos, mas provavelmente não foi o esforço que causou o buraco na parede da musculatura.

Você pode "pegar" de alguém a erupção cutânea causada pelo sumagre venenoso

O sumagre venenoso causa uma erupção horrível, que coça muito e se espalha por toda a pele, deixando-a em petição de miséria. Se você tem essa erupção, os outros se afastarão de você. Qual o grau de contágio da erupção causada pelo sumagre venenoso? É verdade que você pega essa dermatite de quem a tem?

O óleo (urushiol) do pé de sumagre venenoso é, de fato, incrivelmente contagioso. Se esse óleo ainda está na sua roupa, pele ou algum outro lugar, alguém que encostar nele também desenvolverá a mesma dermatite. Mesmo que o óleo esteja seco, ainda pode causar uma reação na pele. Mas, assim que o óleo for lavado, você deixa de contagiar os outros. Por mais que a erupção em sua pele pareça grave, esteja bastante espalhada pelo corpo ou coce, ela não é contagiosa. E é normal que essa reação continue se espalhando por alguns dias, após seu contato com a planta. Trata-se de uma reação retardada que não significa que a erupção se tornou mais contagiosa nessa fase; é apenas o seu corpo reagindo. É normal que a dermatite apareça entre 24 e 48 horas após o contato com o óleo da planta. Se você coçar as bolhas, apenas auxiliará a propagação da irritação. O líquido das bolhas também não é contagioso. O óleo do sumagre venenoso não se espalha de uma parte do corpo para outra por meio dessa urticária.

Entretanto, mesmo as plantas mortas podem conter óleo ativo por muito tempo, e este causará a dermatite. As roupas não protegem a pessoa, pois o óleo pode aderir aos tecidos com os quais você entra em contato. A gravidade dessa urticária depende da sensibilidade de sua pele e da concentração do óleo.

Mantenha distância dessas folhinhas trilobadas! Antes de mais nada, se você realmente quer evitar essa desagradabilíssima irritação na pele, tome todo o cuidado possível para não entrar em contato com a planta.

> **MITO, MEIA VERDADE OU MENTIRA DESCARADA?**
> **Deve-se aplicar manteiga nas queimaduras**
>
> É muito possível que a manteiga seja uma das piores coisas que você poderia passar numa queimadura. Ela não apenas retém o calor, o que piora a queimadura, como também pode aumentar a dor e dificultar o trabalho do médico quando ele for avaliar a lesão. Além disso, a manteiga pode ainda infectar a queimadura, porque as bactérias adoram crescer num meio que lhes sirva de alimento. A única situação em que se pode pensar em usar manteiga numa queimadura é se você estiver coberto de alcatrão quente ou asfalto, pois a manteiga pode remover o alcatrão ardente. Sendo assim, temos aqui um *mito*.

Se você é alérgico, só pode ter cachorro de pelo curto ou que não solte muitos pelos

Todos conhecemos aquela criança que pede insistentemente para ter um cachorrinho mas não pode porque alguém na casa é alérgico a animais. Quem sabe essa criança não foi você! Se a alergia é um problema na sua família de aspirantes a apreciadores de cães, provavelmente vocês ouviram muitos conselhos sobre adquirir um cão de pelo curto ou que não solte muitos pelos. Os alérgicos costumam evitar animais de pelo longo ou que caia bastante, e há quem chegue ao ponto de raspar o pelo do cachorro na esperança de amenizar a alergia.

A verdade é que, embora você possa ser mais alérgico a um tipo de cão que a outro, essa diferença não necessariamente tem alguma relação com os pelos. Uma pesquisa comprovou que a raça do cachorro e a oleosidade de sua pele eram fatores significativos na quantidade de alergênio (chamado Can f 1) produzida pelo cão, mas que o comprimento do pelo não tinha nada a ver com isso. É interessante que a raça com a quantidade mais significativa de produção de alergênio era o *poodle*, que tipicamente se pensava ser menos alergênico. O que menos produzia alergênio era o labrador *retriever*. Uma revisão de pesquisas sobre raças caninas e produção de alergênio concluiu que na realidade não existem raças de cães demonstravelmente menos alergênicas do que outras, muito embora seu pelo seja curto ou não caia tanto. Até mesmo entre pacientes com comprovada alergia a cães, as pesquisas não conseguiram documentar de modo confiável alergias específicas às raças de cachorros.

O que há nos cães que os torna alergênicos? Essa questão tem realmente a ver com a caspa e a saliva deles. A pele e a saliva do cachorro contêm proteínas que causam alergias em algumas pessoas. Assim, como o problema vem da pele e da saliva do cão, o comprimento do pelo não deve ser causa de preocupação para pessoas alérgicas.

A boca de um cachorro é mais limpa do que a de um ser humano

Você provavelmente já viu pessoas beijando um cachorro, com uma troca abundante de lambidas e saliva – talvez você mesmo já tenha feito isso! Muitas pessoas defendem essa demonstração de afeto dizendo que a boca do cachorro é mais limpa do que a das pessoas.

Embora sejam poucos os que se detenham para tentar explicar as bases dessa crença, há quem diga que a boca do cachorro contém substâncias especiais que previnem infecções. A verdade é que todos os mamíferos têm essas substâncias. Basicamente toda saliva apresenta enzimas que ajudam a proteger o corpo de infecções. Os cães, a esse respeito, não têm nenhuma vantagem sobre as pessoas. E a boca dos cachorros não é mais limpa.

A origem desse mito provavelmente está na literatura médica. Antigas pesquisas mostraram que ferimentos causados por mordidas humanas tinham mais chance de infeccionar do que mordidas de cachorros. Com isso, muitas pessoas passaram a acreditar que a boca do cachorro tem menos bactérias do que a das pessoas. Aqui ocorreu, na realidade, um salto de fé, não de ciência. Pesquisas posteriores comprovaram que essa crença não se sustentava por dois motivos.

Em primeiro lugar, a boca humana contém bactérias principalmente humanas e a boca do cão tem bactérias caninas. Os humanos são muito mais propensos a ser infectados por bactérias humanas, e os cães, por bactérias caninas. Se você contar a quantidade real de bactérias, não vai encontrar na boca humana mais bactérias do que na do cachorro. Mas elas são *diferentes*.

O segundo problema desses estudos é a maneira como as pessoas foram mordidas por outras. Verificou-se que a maioria das mordidas de seres humanos sofridas pelas pessoas cura-se sem incidentes. A maioria das mordidas humanas não acarreta mais problemas do que a de um cachorro. Mas há um tipo de mordida que tem um risco maior de infecção, e esta altera os números. As mordidas na mão, quando ocorridas numa briga de socos, são significativamente piores e representam uma boa parte das mordidas humanas infecciosas. Em outras palavras, se alguém morder a sua mão porque você deu um soco na boca dessa pessoa, essa mordida provavelmente ficará infeccionada. Provavelmente isto se deve ao mecanismo e à profundidade da lesão ocasionada pela atividade, não por causa da falta de higiene da boca humana. Em qualquer outra parte do corpo, as mordidas humanas não são mais propensas a infectar do que as mordidas de um cachorro. Se você der um soco na boca de um cachorro também pode vir a ter problemas, mas estes ainda não foram estudados.

Tudo se resume na questão de como definimos o que é limpo. Se você pensa que *limpo* é algo que se refere aos tipos de bactérias e à sua capacidade de causar infecção em ferimentos profundos, comuns em brigas de bar, então talvez os cães vençam. Se, porém, como a maioria, você define *limpo* como ter menos bactérias na boca e *não* ter usado recentemente a língua como papel higiênico, então a boca humana vence a disputa no quesito limpeza, todas as vezes.

MITO, MEIA VERDADE OU MENTIRA DESCARADA?
Se você for atacado por uma água-viva, alguém deve urinar na sua pele

Certa vez Rachel encostou a perna numa água-viva no oceano Índico, e o marido dela queria urinar na parte afetada para aliviar o ardor. Ela deveria ter deixado? A ciência não responde. Uma pesquisa que analisou o que sabemos sobre ardências causadas por águas-vivas concluiu que realmente não sabemos o que fazer. Especialistas do mundo inteiro têm opiniões divergentes. Um estudo mostrou que, de fato, se você for pego por uma caravela-portuguesa, aplicar água muito quente na pele afetada pode diminuir a dor, e gelo não adianta nada. Há quem recomende o uso de vinagre sobre a irritação provocada pela queimadura por água-viva porque, em laboratório, foi demonstrado que ele impede a ação das secreções produzidas por águas-vivas tropicais que provocam ardor. Apesar disso, o vinagre não adiantou nada para diminuir a dor depois que o veneno já tinha se soltado e pode até piorar a situação, conforme o tipo da água-viva. Nenhum outro remédio foi estudado, nem mesmo a urina. Não há motivo para pensar que a urina ajude. De fato, se a urina dilui a água salgada em volta dos aguilhões, pode levá-los a aguilhoar mais ainda. Diante da ausência de evidências de que a urina ajuda e da possibilidade de que possa piorar o quadro, estamos diante de um *mito*. Nosso lema em situações assim é: "Na dúvida, não deixe que ninguém urine em você!"

Muco verde é sinal de sinusite

Como pediatras, estamos acostumados a ouvir descrições muito detalhadas sobre ranho. Os pais sempre manifestam expressiva disposição para nos informar com precisão o tom e as variações de cor da substância que sai do nariz dos filhos. Se num dia estava amarelo e, no dia seguinte, verde, nós vamos ficar sabendo. Se era transparente, branco ou da mais bela tonalidade verde-esmeralda, nós vamos ficar sabendo. Por que é que falam tanto de muco para nós? Muita gente acredita que a cor do muco faz diferença – e muita. Em especial, se passou de transparente para amarelo, ou – no pior dos casos – para verde, você deve estar com sinusite. Isso quer dizer que você vai precisar tomar antibióticos imediatamente, certo?

Você talvez ouça especialistas dizendo que a cor específica do seu ranho ou catarro é uma coisa muito importante. Muitos médicos tomam decisões com base na cor do muco. Os pesquisadores analisaram o que os médicos fariam se soubessem que a cor do muco de um paciente mudou e descobriram que, quando sabem que está transparente, somente 1% diagnostica sinusite e somente 8% prescrevem antibióticos. No caso do mesmo paciente, quando o médico sabe que o muco está com alguma cor, 38% diagnosticam sinusite e 59% administram antibióticos.

Esses médicos estão certos? Se o seu catarro está verde você precisa de um antibiótico? Não! A importância do muco colorido é um mito médico em que os doutores acreditam. Pesquisas científicas mostram que a cor do muco *não* prevê se a pessoa precisa ou não de antibiótico. Num estudo com 142 crianças com catarro verde expelido pelo nariz, elas foram aleatoriamente selecionadas para receber antibiótico, uma combinação de anti-histamínico com descongestionante, um placebo, ou nada. Os pesquisadores acompanharam a evolução do quadro das crianças com análises clínicas e exames de laboratório e não encontraram absolutamente a menor diferença, exceto que as crianças que tomaram a combinação descongestionante + anti-histamínico apresentaram mais efeitos colaterais negativos. Nenhum medicamento ajudou as crianças a se sentirem melhor e nenhum deles (nem mesmo o antibiótico) mudou a probabilidade de serem infectadas com a bactéria, mesmo com todas elas produzindo muco verde. Uma outra abrangente revisão de emissões nasais coloridas concluiu que não há evidências documentadas até o momento de que antibióticos encurtem a duração de uma doença quando um de seus sintomas é o catarro verde. Mesmo que isso que está saindo do seu nariz pareça terrível em todo o seu esplendor verde fluorescente, os antibióticos não vão ajudar em nada.

Desodorante antitranspirante causa câncer de mama

O câncer de mama é uma preocupação de todas as mulheres, e, por isso, conscientizar a sociedade para essa doença é um objetivo de alto mérito. Entretanto, com grande frequência, *e-mails* e outras formas de comunicação para despertar essa consciência ou alertar para os riscos de um câncer divulgam basicamente mitos e dados de propaganda.

Um dos mitos mais populares é que o uso de desodorante antitranspirante pode causar câncer de mama. A ideia por trás disso é que esses produtos impedem o corpo de eliminar as toxinas por meio do suor. Elas então ficam retidas nos nodos linfáticos, onde podem causar câncer ao induzir mutações no DNA das células. Outra versão do mesmo mito afirma que raspar os pelos das axilas agrava o efeito do antitranspirante porque efetua pequenos cortes na pele por meio dos quais as toxinas podem penetrar no organismo.

Não existem estudos científicos publicados que corroborem essa ideia de que os antitranspirantes causam câncer de mama. Em especial, pesquisas envolvendo milhares de pessoas não constataram associação nenhuma entre o uso de antitranspirante e o câncer de mama. Além disso, estudos de menor âmbito com casos controlados não encontraram nenhuma ligação entre o uso de antitranspirantes e o aparecimento de um câncer de mama. Um grupo de cientistas estudou 813 mulheres com idades entre 20 e 74 anos diagnosticadas com câncer de mama entre 1992 e 1995. Compararam esses casos com os de 793 mulheres da mesma faixa etária que não tiveram câncer de mama. Depois, os cientistas entrevistaram as mulheres dos dois grupos para saber se usavam antitranspirantes, desodorantes, se depilavam as axilas com lâminas de barbear ou se aplicavam produtos nessa região até 1 hora após terem se depilado. Embora estivesse claro que o uso de desodorantes e/ou antitranspirantes era muito comum para todas aquelas mulheres, não foram encontradas diferenças entre os grupos. O risco de câncer de mama não aumentava se a mulher usava antitranspirante ou desodorante, se usava algum desses produtos e depilava as axilas, ou se usava esses produtos logo após se depilar.

As pessoas acreditam em algumas outras *meias verdades* sobre câncer de mama. Contrariamente ao que possam pensar, o câncer de mama não é a doença que mais mata as mulheres; as doenças do coração matam mais mulheres a cada ano do que qualquer outra. Além disso, o câncer de mama não é nem o câncer fatal mais comum entre as mulheres. Na população feminina, o câncer de pulmão é mais letal do que o de mama. Pensamos que seja absolutamente crucial estar consciente do risco de câncer de mama, dar apoio às vítimas dessa doença e continuar buscando suas causas para podermos eliminá-la, mas parar de fumar será muito mais útil para evitar o câncer do que deixar de usar o antitranspirante.

A vacina contra gripe provoca gripe

Conforme vai chegando a época do ano em que a gripe se torna mais comum, ouve-se com frequência a recomendação de tomar vacina. Há muitas boas razões para tentarmos evitar ficar com gripe: quando essa doença nos acomete, ficamos nos sentindo péssimos, com dores pelo corpo todo, tosse e febre. Podemos até parar no hospital. Todos os anos morrem mais pessoas por gripe do que por causa da soma de todas as outras doenças passíveis de prevenção por meio de vacina. Nos Estados Unidos, a cada ano, 36 mil pessoas morrem de gripe e, no mundo todo, entre 250 mil e 500 mil falecem anualmente por esse motivo.

Os Centros de Controle de Doenças (nos Estados Unidos) atualmente recomendam que todo ano tomem a vacina contra gripe pessoas pertencentes aos seguintes grupos: crianças de 6 meses a 5 anos de idade; gestantes; adultos com 50 anos ou mais; portadores de problemas crônicos de saúde; e quem mora em lares para idosos ou locais onde permanecem longos períodos internados para tratamento. Se você vive com alguém que se encaixa numa dessas categorias, ou tem um bebê com menos de 6 meses (pois este é pequeno demais para essa vacina), ou ainda se é profissional de saúde, então você também deve ser vacinado contra gripe todos os anos. Ou seja, essas categorias incluem muita gente!

Bom, então você agendou uma data para tomar a vacina, mas alguém disse que, se fizer isso, você vai pegar gripe. Trata-se de uma mentira descarada. A vacina contra gripe não causa gripe. A verdade é que, para proteger a pessoa da gripe, a vacina contém o vírus morto dessa doença. O vírus morto não faz ninguém ficar doente. Ele não pode ser ressuscitado para causar uma infecção. Está morto. Sabemos que, neste exato momento, tem alguém discordando do que dissemos – talvez alguém que pense que foi a vacina da gripe que o deixou doente no ano passado, mas não foi isso o que aconteceu.

Se alguma vez você pensou que a vacina da gripe fez você ficar doente, você só deve ter tido uma reação mais intensa à vacina, que pode causar inchaço, avermelhamento e dor no local em que foi aplicada. Algumas pessoas também chegam a apresentar febre baixa e dores pelo corpo. Esses sintomas não são da gripe; estão apenas ligados ao desconforto de tomar uma vacina (mesmo sendo uma vacina que pode salvar sua vida). Em segundo lugar, você pode ter ficado doente logo após tomar a vacina por pura coincidência. É possível que tenha sido exposto a algum outro vírus, ou até ao próprio vírus da gripe, antes de tomar a vacina. Quando se vacina e logo em seguida fica doente, é normal achar que uma coisa causou a outra, mas, repetindo, temos aqui um outro caso em que causação é diferente de associação. Mesmo que os dois fatos tenham ocorrido na mesma época, não necessariamente um causou o outro.

Certas pessoas *não* devem tomar essa vacina. Se você é alérgico a ovo de galinha, se manifestou intensa reação alérgica a uma dose anterior da vacina, se manifestou a rara síndrome de Guillain-Barré após uma vacina no passado, ou está com alguma doença moderada ou grave com febre na época em que pretende se vacinar, não faça isso.

E quanto à mais nova versão em *spray* nasal da vacina contra gripe? Essa vacina em *spray* não contém o vírus morto; ela vem com uma forma viva e atenuada do vírus. Embora este não esteja morto nessa modalidade, é de uma versão geneticamente modificada, especialmente elaborada para *não* causar a infecção. Essa versão jamais reverte para o vírus original capaz de causar a infecção (o "tipo selvagem"). Uma coisa assim jamais aconteceu – nem nos estudos científicos, nem com os milhões de pessoas que vêm tomando a vacina contra gripe via *spray* nasal desde 2003. Ainda assim, há quem se preocupe que a vacina da gripe em *spray* possa sair pelo nariz e ser transmitida a outras pessoas. Pode de fato ocorrer uma descarga da vacina pelo nariz, mas a quantidade de vírus modificados saindo pelo seu nariz é incrivelmente pequena, muito menor do que a necessária para infectar alguém. E, em muitos estudos, a transmissão desse vírus atenuado da vacina só foi verificada em uma pessoa. Uma criança (numa pesquisa envolvendo 197 crianças) teve gripe por causa da vacina de outra, detectada em seu nariz num dia só, mas a gripe assim contraída não causou nenhum outro sintoma. Em outras pesquisas, ninguém mais transmitiu o vírus da vacina. Mesmo entre crianças e adultos infectados com o vírus do HIV e para quem seria maior o risco de infecção, ninguém foi infectado.

Moral desta história de caça a um mito: vá se vacinar!

> MITO, MEIA VERDADE OU MENTIRA DESCARADA?
> ## A poinsétia é tóxica
>
> A poinsétia (bico-de-papagaio) é muito usada como decoração natalina, mas muitas pessoas receiam que esta planta "tóxica" possa causar danos a crianças e animais desavisados. Mesmo que as autoridades de saúde pública tenham declarado que essa planta é segura, muitas pessoas ainda acham que ela é venenosa. A maior pesquisa sobre a poinsétia realizada até o momento para verificar sua toxicidade envolveu a análise de 849.575 casos de exposição a plantas, relatados à Associação Americana dos Centros de Controle de Intoxicações. Nenhum dos 22.793 casos relativos à poinsétia evidenciou níveis significativos de envenenamento. Ninguém morreu por ter tocado ou comido essa planta, e mais de 96% nem precisaram de tratamento numa unidade de saúde. Em 92 casos, crianças comeram grandes quantidades de poinsétia, mas nenhuma delas precisou de cuidados médicos. Numa pesquisa que analisou o efeito dessa planta em ratos que a comeram, estes devoraram imensas quantidades sem ficar intoxicados. Foram oferecidas a esses ratos doses equivalentes à ingestão de 500 a 600 plantas, ou aproximadamente 750 g de seiva de poinsétia. A poinsétia "toxica", portanto, é um *mito*. Embora sempre se deva chamar o Centro de Controle de Intoxicações mais próximo se alguém comer uma planta qualquer, provavelmente você não vai precisar nem ir ao médico se tiver comido uma poinsétia.

Você precisa ficar acordado se tiver sofrido uma concussão

Embora em geral sejam leves e não se transformem em motivo de preocupação maior, as concussões podem assustar. O cérebro, constituído por tecido macio, é rodeado por fluidos e protegido por uma caixa óssea, o crânio. Quando a pessoa bate a cabeça, especialmente se for com força, é possível que o cérebro seja esmagado contra a parede do crânio, provocando lesões e talvez até mesmo sangramentos. Quando isso acontece, o cérebro pode parar de funcionar durante algum tempo. Isso é uma concussão.

As concussões são muito comuns (até Rachel sofreu uma). A Força-Tarefa para Lesões Cerebrais Leves do Centro de Colaboração da Organização Mundial de Saúde estimou que, na população em geral, as concussões ocorrem em mais de seis pessoas em mil. Entretanto, a maioria delas é leve e não precisa de tratamento.

Muitas pessoas acreditam – e ouviram repetidamente – que é importante manter acordada a pessoa que bateu a cabeça. É uma crença errada pensar que a pessoa que adormece após uma concussão pode entrar em coma e não acordar mais. A origem desse mito não é clara, mas provavelmente tem a ver com o que se denomina de "intervalo lúcido", experimentado após alguns tipos sérios de trauma cerebral. Num caso desses, pode ocorrer um sangramento lento. Assim que passa o choque inicial do trauma, o paciente com um sangramento na cabeça pode parecer normal por algum tempo (o intervalo lúcido), enquanto o sangramento prossegue. Assim que uma quantidade maior de sangue tiver escorrido, o cérebro sofre uma compressão e pode se tornar necessária uma cirurgia de emergência.

No entanto, por mais que isso pareça assustador, sangramentos do cérebro ocorrem num número muito, muito pequeno de traumas na cabeça. Concussões leves geralmente se resolvem depressa, sem efeitos colaterais de nenhuma espécie. Aliás, os médicos acreditam que os atletas podem voltar a campo entre 15 e 20 minutos após terem sofrido uma concussão leve. Não há motivo para acreditar que ocorra sangramento em virtude de batidas leves com a cabeça e, portanto, não há necessidade de se preocupar em observar essas pessoas de perto. Quem apresentar sintomas mais alarmantes, como dores de cabeça que se tornam mais fortes, náusea, confusão mental, dificuldades para andar ou falar, vômitos e até mesmo crises epilépticas, deve buscar imediatamente auxílio médico. Qualquer um desses sintomas significa que você deve ir ao hospital para exames específicos.

Em suma, se o que você teve pode ser considerado um caso leve de concussão que não exige atendimento médico nem tratamento, após uma avaliação, então o risco de haver sangramento é provavelmente irrisório e não há motivo pelo qual você não possa dormir.

Se você é doador de órgãos, os médicos não se esforçam muito para salvar a sua vida

Muitas pessoas precisam desesperadamente de um transplante de órgão para salvar sua vida ou melhorar suas condições de saúde. Com efeito, praticamente 100 mil pessoas estão hoje na lista de espera de transplantes nos Estados Unidos. Embora em média 77 pacientes por dia recebam um órgão transplantado, muitos mais nunca receberão o telefonema dizendo que foi encontrado o órgão de que necessitam. Milhares de pessoas acabarão morrendo enquanto esperam.

Muitos não gostam de pensar no que acontecerá conosco ou com nossos entes queridos depois da morte, nem o que se passa com quem experimenta uma situação de quase morte. A doação de órgãos efetivamente causa receios desnecessários em algumas pessoas; elas temem a ideia de que o doador de órgãos receba menos cuidados dos médicos, que não se esforçarão para salvar sua vida. Essa é uma preocupação recorrente no campo de transplantes de órgãos e mais intensa ainda em certos grupos étnicos, mas simplesmente não se sustenta.

Em primeiro lugar, quando você vai a um hospital necessitando de atendimento para salvar sua vida, a maior prioridade dos médicos é mantê-lo vivo. Você será cuidado pelo especialista mais qualificado para atender àquele tipo de problema médico (e dificilmente este será o especialista em transplantes). Em segundo lugar, os médicos em geral só ficam sabendo que você é doador de órgãos quando você morre! Nenhum de nós dois já viu um médico indagando sobre doação de órgãos até que não tivesse restado absolutamente mais nada a ser feito em termos clínicos. Ter assinado um formulário de doação ou ter a indicação *doador de órgãos* na sua carteira de identidade também não garante que seus órgãos serão doados. Seus parentes mais próximos serão consultados e terão de autorizar, por isso é importante você garantir que seus familiares estejam inteirados dessa sua escolha. Os médicos vão esperar até que você esteja morto a fim de executar essa opção. Aliás, se você decidiu ser doador de órgãos, terá de passar por mais exames do que os não doadores para saber ao certo se você está oficialmente morto.

Talvez o argumento mais convincente de que ser doador de órgãos não prejudicará a qualidade do atendimento médico que lhe for prestado é que os médicos são, na realidade, mais propensos que o público em geral a serem eles mesmos doadores. Inclusive, algumas pesquisas indicam que, quanto mais um médico é instruído, maior a probabilidade de ele ser doador. Os profissionais de saúde que têm bastante informação sobre doação de órgãos costumam de fato ser doadores com mais frequência e recomendar a seus familiares que também o sejam. Bem, se os médicos que mais sabem sobre o que acontece durante transplantes de órgãos também são as pessoas mais inclinadas a serem doadoras, você não acha que eles estão razoavelmente confiantes de que serem considerados doadores não prejudicará o atendimento médico que recebem? Os médicos nem sempre acertam, mas se eles mesmos fizeram essa escolha, então podemos ter uma garantia razoável de que é possível confiar e fazer o mesmo. É ainda mais importante saber que você talvez possa salvar a vida de uma das 100 mil pessoas daquela imensa fila de espera.

A gente perde a maior parte do calor do corpo pela cabeça

Isso provavelmente você escutou de sua mãe quando, um minuto antes de sair para a rua no frio, ela o interrompeu para lembrá-lo de agasalhar a cabeça. Afinal, seu corpo perde a maior parte do calor pela cabeça, não é mesmo? Até o manual de sobrevivência no inverno, publicado pelo Exército dos Estados Unidos, diz que é absolutamente necessário cobrir a cabeça no frio porque entre 40% e 50% do calor corporal é perdido pela cabeça.

Se isso fosse verdade, poderíamos sair no frio usando só chapéu e nada nas pernas. Mas isso quase com certeza deixaria a gente sentindo muito, muito mais frio que se estivéssemos sem chapéu ou gorro. Além de muito mais expostos e correndo um risco bem maior de sermos presos por atentado ao pudor.

Esse mito provavelmente teve origem num estudo militar realizado há cinquenta anos, em que os cientistas vestiram os sujeitos experimentais em trajes para sobreviver no Ártico, mas sem chapéu, e então mediram sua perda de calor em temperaturas extremamente frias. Bem, como a única parte de seu corpo exposta ao frio polar era a cabeça, foi por ela que perderam a maior parte do calor do corpo. O dr. Daniel Sessler, chefe do departamento de resultados de pesquisa da Clínica Cleveland e especialista em hipotermia, diz que, se esse estudo for repetido com os sujeitos experimentais vestindo apenas trajes de banho, seria verificado que a perda de calor não foi maior pela cabeça em comparação com qualquer outra parte do corpo de tamanho proporcional. Uma pesquisa mais recente do laboratório de pesquisa ambiental do exército confirma que não há nada de especial a respeito da perda de calor pela cabeça: qualquer parte do corpo que fique descoberta perde calor. Qualquer que seja a parte que ficar exposta, a região do corpo que ficar desprotegida no frio acarretará queda na temperatura geral do corpo.

Use o filtro de máximo fator de proteção solar para não se queimar

Vamos esclarecer isso de uma vez por todas: sem a menor sombra de dúvida, você deve usar filtro solar. A exposição aos raios ultravioleta do sol (UVA e UVB) causa lesões na pele que podem evoluir para câncer de pele. Os raios UVB são aqueles que provocam a maior parte das queimaduras, mas os raios UVA, que penetram nas camadas mais profundas da pele, também causam rugas, flacidez, e todos aqueles sinais de envelhecimento que gostaríamos de evitar. Os filtros solares com fator de proteção 15 ou mais realmente protegem sua pele contra os raios UVB e a maioria também atua contra os raios UVA. Assim, use filtro solar!

Se você realmente quer proteger a pele, o melhor é usar o produto com o mais alto fator de proteção que for possível encontrar? Não necessariamente. Antes de mais nada, existe uma diferença de 1,6% ou menos entre filtros solares com fator de proteção 30, 45, 50 e 60. Os produtos com FPS 15 bloqueiam aproximadamente 94% de todos os raios UVB. Os que têm FPS 30 bloqueiam 96% dos mesmos raios. Os de FPS 40 bloqueiam 97% e os com FPS ainda mais elevados de fato bloqueiam mais raios UV, mas não está claro se são progressivamente eficientes (quando realmente em uso) após o nível 50.

Se você confia no seu FPS, mesmo assim ainda pode ter vários problemas de pele. Nenhum filtro, por mais poderoso que seja, é eficaz por mais de duas horas sem reaplicação. Você fará muito melhor se reaplicar disciplinadamente o seu FPS 15 ou 30 a cada duas horas do que se ficar torrando sob o sol o dia todo depois de ter passado um FPS 50 ou mais. Além disso, você precisa passar *um monte* de filtro solar para que seja eficiente. A quantidade deve ser equivalente no mínimo a cerca de 30 g, ou um cálice para um gole só, sobre o corpo todo. O filtro solar é testado usando-se 2 mg de protetor por cm^2 do corpo, o que equivale a dois dedos do produto aplicados a cada uma das onze áreas do corpo. Se você ficar na praia o dia todo, terá de usar praticamente um frasco inteiro de 200 ml de protetor solar a fim de cumprir à risca essa recomendação. Como a maioria das pessoas não chega nem perto de seguir a orientação oficial, o nível de proteção que elas recebem do filtro solar aplicado é provavelmente a metade, ou menos, do que o descrito no rótulo.

Há outras regras para a aplicação de filtro solar que devem ser seguidas para você ter certeza de estar protegido ao máximo. Você deve passar o produto 30 minutos antes de se expor ao sol a fim de que os ingredientes se fixem na pele. O ideal seria tornar a aplicar 20 minutos depois. Uma pesquisa demonstrou que essa reaplicação logo após a primeira passada de protetor é ainda melhor que esperar 2 horas (ou seja, a recomendação usual). Se você fizer isso, só precisará passar o protetor uma terceira vezes depois de nadar, secar a água com toalha ou suar abundantemente.

Em suma: depois dos fatores 15 ou 30, não há mais uma grande diferença entre os níveis posteriores. Não há problema em usar o fator mais alto possível, mas o que realmente fará diferença para sua pele é a aplicação de uma espessa camada 30 minutos antes de se expor ao sol e reaplicar o produto 20 minutos depois.

Vitamina C, equinácia e zinco previnem o resfriado

Todos detestam ficar doentes. E quando os escritórios e consultórios ficam lotados de pessoas espirrando, fungando e tossindo, desejamos desesperadamente que exista algo de fato eficiente para recomendar e que possa evitar gripes, tosses e resfriados. Há quem diga que tomar vitamina C, equinácia ou zinco protege das gripes. Infelizmente, a ciência não confirma que essas substâncias podem de fato ajudar.

Vitamina C

A vitamina C foi descoberta na década de 1930 e desde então as pessoas têm dito que ela ajuda a aliviar problemas respiratórios e gripes, e não podemos recriminar ninguém que acredite que isso é verdade. Afinal de contas, Linus Pauling, cientista duas vezes agraciado com o Prêmio Nobel, pensava a mesma coisa e aconselhava todo o mundo a se entupir de vitamina C. Será que estamos querendo dizer com isso que sabemos mais do que um ganhador do Prêmio Nobel? Não. (Bom, Aaron, talvez...) O que o dr. Pauling fez nos anos 1970 foi exatamente o mesmo que estamos fazendo agora: ele estudou as pesquisas científicas sobre a vitamina C e disse que os resultados apontavam para sua atuação preventiva contra a gripe. A vantagem que temos em relação ao dr. Pauling é que muitos outros estudos foram realizados desde então. Quando os resultados dessas investigações são combinados, eles nos informam com muito maior certeza que tomar vitamina C diariamente *não* impedirá a pessoa saudável de pegar uma gripe.

Entretanto, se você corre uma maratona a cada final de semana, esquia com frequência nas encostas dos Alpes ou realiza exercícios militares de treinamento em regiões subárticas, então, por favor, fique à vontade e tome vitamina C regularmente. Somente pessoas expostas a curtos períodos de desgaste físico muito acentuado, a condições extremas de frio ou a ambos os cenários parecem ter menos chances de contrair gripe quando consomem vitamina C regularmente.

E quanto a todas as outras pessoas que não são atletas sobre-humanos, treinando sob temperaturas extremas? Se você toma vitamina C todos os dias, sua gripe pode ser um pouco mais breve (estamos falando de algumas *horas* mais breve, não dias). Mas se você começa a tomar vitamina C *depois* de se sentir doente, sua gripe não será mais curta nem mais amena (com base no resultado de onze pesquisas, envolvendo mais de 6 mil pessoas). A maioria das pesquisas que testam a eficácia da vitamina C é constituída de estudos randomizados e controlados por placebo. Numa revisão abrangendo trinta desses grandes estudos, incluindo mais de 11 mil pessoas tomando 200 mg de vitamina C ou mais por dia, ficou demonstrado que ela foi completamente ineficaz para prevenir a doença. Assim, para a pessoa normal, não há por que se incomodar em tomar muita vitamina C.

Equinácia

A equinácia tem sido tão largamente divulgada como tratamento para o resfriado ou a gripe que acabou se tornando um dos produtos fitoterápicos mais usados. A ciência e as pesquisas sobre equinácia nos deixam com algumas dúvidas. O que ficou claro é que a equinácia *não* cura o resfriado, que é causado por vírus respiratórios. Não há evidências científicas que indiquem que a equinácia elimine tais vírus. Entretanto, é possível que essa substância encurte a duração da doença. A conclusão de uma Revisão Sistemática do Centro Cochrane, em 2006, foi que a equinácia não funciona. Quando essa Revisão examinou dezesseis estudos com a erva, a equinácia não teve melhor desempenho que pílulas de açúcar para prevenir resfriados. Uma das pesquisas revistas nesse estudo fora publicada no aclamado *New England Journal of Medicine*; os médicos tinham examinado perto de quatrocentos voluntários que tinham tomado equinácia ou a pílula de açúcar e constataram que a equinácia não alterou a intensidade do resfriado nem o modo de evolução da infecção respiratória. Alguns desses estudos de fato sugeriram que a equinácia atua abreviando a gripe em adultos, quando é tomada aos primeiros sinais da infecção. Em crianças, não foi comprovado que a equinácia prevenisse ou encurtasse os resfriados.

A pesquisa não parou por aí. Após a Revisão Sistemática ter sido publicada, dois outros grupos de pesquisadores tentaram compilar estudos mais recentes para responder à questão. Como muitos desses estudos usam técnicas diferentes, é difícil comparar os resultados de todos eles. Um grupo examinou pesquisas em que os cientistas de fato inseriram porções do vírus do resfriado nas narinas dos participantes e depois verificaram se a equinácia teria agido de alguma maneira para impedir que aquelas pessoas ficassem doentes (não parece divertido?). Nesses estudos, a equinácia não funcionou.

Em 2007, outro grupo de pesquisadores examinou os estudos existentes e concluiu que a equinácia é eficaz. Estudando catorze pesquisas, chegaram à constatação de que essa erva reduz sua chance de ter um resfriado comum e abrevia praticamente em um dia e meio o tempo durante o qual a pessoa apresenta os sintomas do resfriado. Infelizmente, outros pesquisadores têm criticado esse trabalho e não concordam com suas conclusões, porque os pesquisadores combinaram estudos que eram diversos demais entre si para poderem ser analisados em conjunto – seria como tentar comparar maçãs com laranjas. Não estamos afirmando necessariamente que esse estudo está errado, mas somos da opinião de que talvez não nos forneça as melhores respostas e, diante disso, ainda não estamos convencidos de que a equinácia realmente funciona. Ela não é a cura para o resfriado comum, mas pode ajudar a pessoa a se sentir um pouco melhor.

Zinco

Depois de ter desistido da vitamina C e da equinácia, provavelmente você resolveu experimentar o zinco. Infelizmente, não há provas de que o zinco vá curar seu resfriado.

Os resultados das pesquisas com zinco têm se mostrado muito irregulares. Algumas concluíram que as pastilhas de zinco são úteis, enquanto outras afirmam justamente o contrário. Numa revisão sistemática que analisou catorze dos melhores estudos sobre zinco, metade dizia que essa substância não tinha absolutamente nenhum efeito, e a outra metade dos estudos relatou que o zinco tinha ajudado. Como saber em que estudos acreditar? A qualidade dessas pesquisas foi avaliada segundo um conjunto de onze critérios rigorosos. Somente quatro estudos corresponderam aos onze parâmetros e puderam ser considerados bem elaborados. Examinando esses quatro, dois relataram a ausência de efeitos das pastilhas de zinco, um relatou a ausência de efeitos de um *spray* nasal e somente um relatou efeitos positivos. Assim, três dos quatro estudos bem elaborados não consideraram o zinco eficaz.

O único estudo de boa qualidade que relatou efeitos positivos para o zinco empregou um gel nasal à base de zinco e comprovou sua capacidade de amenizar os sintomas do resfriado e diminuir sua duração. O único problema – e grande – foi que a aplicação desse gel nasal de zinco terminou resultando em acordos judiciais totalizando 12 milhões de dólares, em 2006, após processos movidos por 340 pessoas que alegaram ter perdido o olfato após o uso do produto. A menos que você esteja disposto a perder o olfato (e o paladar, pois funcionam juntos), não aplique zinco no nariz!

Talvez você também queira saber que o zinco em forma comestível (pastilhas de zinco) não tem sabor agradável. Além disso, o efeito colateral mais comum das pastilhas de zinco é a náusea. Se você conseguir suportar o gosto ruim e a sensação de estômago revirado, mesmo então o zinco apenas tem uma pequena chance de ajudá-lo a se sentir melhor. E os dois melhores estudos com pastilhas de zinco demonstraram que elas não servem para eliminar o seu resfriado. Sugerimos que você dispense o zinco.

"Airborne"* é a melhor pedida para prevenir o resfriado

Já descartamos a vitamina C, a equinácia e o zinco como cura para o resfriado comum, mas e quanto ao "Airborne"? É grande a controvérsia em torno desse popular suplemento à base de ervas que em certa época foi alardeado como cura milagrosa por professores, passageiros de avião e praticamente todo o mundo mais.

Não foram realizados muitos estudos científicos sobre esse medicamento. Como os suplementos fitoterápicos (como o "Airborne") não são regulamentados pela FDA, ninguém é obrigado a dizer exatamente o que entra em sua composição nem explicar sua real atuação. O pouco que se sabe sobre o "Airborne" é que contém uma mistura de vitaminas, sais minerais e ervas, mais altas concentrações das vitaminas C e A. De fato, não conseguimos localizar na literatura médica absolutamente nenhuma pesquisa específica sobre o "Airborne" visando analisar sua eficácia e provar que funciona.

Como é possível não termos encontrado absolutamente nenhuma prova de que esse remédio à base de ervas é eficaz quando, logo na frente da embalagem, lemos que ele funcionou otimamente num "estudo clínico duplo-cego, controlado com placebo, em 120 pacientes" que estavam no início de um resfriado? Esse estudo supostamente provou que "Airborne" reduz de modo significativo a chance de desenvolver todos os sintomas do resfriado "se for usado corretamente". Na realidade, o laboratório onde se realizou esse grande "estudo controlado com placebo" foi a garagem de alguém. Quando descrevemos pesquisas científicas para vocês, geralmente estamos falando de clínicas, cientistas e médicos trabalhando num ambiente muito controlado. A ABC News fez uma re-

....
* Marca de um fitoterápico comercializado nos Estados Unidos que alega fortalecer o sistema imunológico. (N. da T.)

portagem investigativa sobre a GNG Pharmaceuticals Services (quer dizer, a garagem) e constatou que dois homens trabalharam no suposto "estudo clínico". E pronto. Na realidade, a empresa há pouco tempo fechou um acordo para pagar mais de 23 milhões de dólares para encerrar uma ação coletiva por propaganda enganosa relativa a esse "estudo". Se você está usando ou usou "Airborne", pode solicitar indenização no valor de até seis produtos "Airborne".

Alguns especialistas têm declarado que, se o "Airborne" tivesse alguma eficácia, seu efeito poderia ser relacionado ao da grande quantidade de vitamina C contida em sua fórmula. Entretanto, como já citamos, as pesquisas mostram que a vitamina C não age instantaneamente para reduzir o risco de a pessoa pegar um resfriado. E há outros motivos para termos cautela quanto ao uso de "Airborne". Cada dose desse produto contém 5 mil UI (unidades internacionais) de vitamina A, o que representa 100% da dose diária recomendada para essa vitamina. O Serviço de Suplementos Dietéticos dos Estados Unidos (U.S. Office of Dietary Supplements) do Instituto Nacional de Saúde estabelece em 10 mil UIs o limite máximo de vitamina A que a pessoa deve ingerir por dia. Se você excede o limite recomendado, especialmente se chegar a 25 mil UIs ou mais, os ossos podem na verdade se tornar frágeis e fáceis de quebrar, a visão pode ficar comprometida e o fígado sofrerá danos, além de surgirem sintomas mais prosaicos como náusea, vômitos, visão embaçada e dores de cabeça. O que causa preocupação é que a embalagem de "Airborne" traz instruções para tomar o produto a cada 3 ou 4 horas, até três vezes ao dia. Ingerir 300% da recomendação diária de vitamina A é demais. Pode não ser suficiente para induzir o surgimento dos piores sintomas de uma intoxicação por excesso de vitamina A, mas essa dose está acima do limite tolerável publicado. A vitamina A também é responsável por deformidades congênitas, por isso recomendamos enfaticamente que, se você estiver grávida, fique longe do "Airborne".

A Comissão Federal de Comércio resume o veredicto do "Airborne" – seus fabricantes são mentirosos descarados e recomendamos máxima cautela no uso de seus produtos:

Não há provas científicas competentes e confiáveis que corroborem as alegações dos advogados de defesa de que as pastilhas de "Airborne" podem prevenir ou reduzir o risco de resfriados, doenças ou infecções; que podem proteger dos vírus e bactérias ou ajudam a combatê-los; que reduzem a gravidade ou a duração de um resfriado ou gripe; e que protegem de resfriados, doenças e infecções em lugares fechados onde se aglomeram muitas pessoas, como aviões, escritórios e salas de aula. A Comissão Federal de Comércio também explicita em sua queixa que os réus individuais no caso, os fundadores da empresa – Victoria Knight-McDowell e Thomas John McDowell –, deram falso testemunho quando disseram que os produtos "Airborne" foram clinicamente comprovados como tratamento para o resfriado.

Leite materno cura dor de ouvido

Não só o leite materno tem uma composição exclusiva para atender às necessidades nutricionais do bebê e da criança pequena como também contém os anticorpos da mãe, os quais podem diminuir a chance de a criança contrair alguns tipos de infecção. Alguns defensores do aleitamento materno afirmam que o leite de peito pode ser usado para debelar todas as espécies de infecções e problemas dos bebês de colo e vão inclusive ao ponto de recomendar que as mães coloquem um pouco do seu leite no ouvido da criança para tratar de infecções e dores de ouvido. Além disso, recomendam pingar leite materno no olho para curar conjuntivite contagiosa. Outros usos sugeridos para o leite materno que estiver sobrando em casa incluem descongestionar o nariz, aliviar assaduras e dor de garganta, remover maquiagem e curar picadas de pernilongo.

Como pediatras, somos absolutamente favoráveis ao aleitamento materno. Confiáveis pesquisas científicas têm relacionado a amamentação a um índice menor de otites, infecções que causam diarreia e vômitos, eczema, asma e obesidade. Embora esses estudos não possam provar que tais problemas são prevenidos pela amamentação (é antiético conduzir um estudo randomizado e controlado sobre o aleitamento), eles sem dúvida deixam claro que a amamentação está significativamente correlacionada com um risco menor de doenças em bebês e mães. O leite materno contém tanto as células brancas que combatem os micróbios (macrófagos) como uma proteína de proteção (a imunoglobina A) que reveste a parede do estômago do bebê e pode ajudar a prevenir a instalação de micróbios no trato gastrintestinal. O leite materno também contém anticorpos que o corpo da mãe produziu contra determinados micróbios. Além disso, há várias maneiras pelas quais o leite materno (introduzido na *boca* do bebê, não no ouvido dele) ajuda a proteger contra infecções do ouvido. As propriedades antibacterianas do leite materno podem prevenir infecções em geral na criança. Os bebês amamentados costumam engolir o leite numa posição mais ereta do que os que tomam mamadeira; essa posição pode ajudar a impedir que o leite retorne pelo pequeno tubo que liga o fundo da garganta do bebê ao ouvido (trompa de Eustáquio). Os bebês amamentados também têm menos alergias que os alimentados com mamadeira. As alergias podem provocar um acúmulo de fluidos no ouvido médio, que então pode ficar infeccionado com bactérias, causando uma otite. Por isso, se os bebês amamentados têm menos alergias, podem ser menos propensos a esse acúmulo de fluidos e, assim, menos propensos a ter otite decorrente dos fluidos.

Contudo, a despeito dos grandes benefícios do leite materno, ele nunca se destina a ser colocado no ouvido do bebê. Não pudemos encontrar nenhuma evidência científica recomendando colocar leite materno no ouvido ou no olho. Além disso, a anatomia do ouvido torna altamente improvável que o leite materno possa combater uma infecção. O canal auditivo é um tubo com uma parede que separa a parte externa da porção média do ouvido. Essa parede é a chamada *membrana do tímpano*. As infecções de ouvido ocorrem quando o fluido se acumula por trás dessa membrana e fica infeccionado. Se o leite materno for colocado no ouvido pelo lado de fora, não alcançaria a área infeccionada a menos que o tímpano estivesse perfurado (e isso não deve ocorrer). Além do mais, colocar leite no canal auditivo aumentaria as chances de a criança ficar com infecção na porção externa desse tubo. Mesmo o leite de peito tendo alguma capacidade de combater micróbios, qualquer substância adocicada (como o leite materno!) também pode se tornar um ótimo ambiente para o crescimento das bactérias. É por isso inclusive que recomendamos aos pais que não deixem o leite materno coletado em cima da pia por muito tempo. Ele precisa ser cuidadosamente refrigerado ou congelado, para que as bactérias não se multipliquem. A última coisa que você vai querer, quando seu filho estiver com uma infecção do ouvido médio, é que ele também tenha uma infecção do ouvido externo por causa do leite que você derramou ali.

O leite materno é excelente – quando usado para os seus fins naturais. Se você quer diminuir a chance de seu bebê ter infecções de ouvido, não coloque esse leite ali.

A acupuntura não adianta nada

Já falamos bastante sobre remédios caseiros e terapias alternativas que simplesmente não parecem funcionar quando submetidos ao crivo científico, o que não quer dizer que terapias tradicionais, fitoterápicas ou complementares nunca sirvam para nada. Pelo contrário, de bom grado recomendamos tais métodos se a ciência demonstra que são eficazes. Adotamos os mesmos critérios para as terapias habituais da medicina ocidental. Se a ciência diz que uma coisa funciona *e* é segura, nós a recomendamos, independentemente de quem a produz.

A acupuntura é um exemplo a respeito do qual os céticos do universo da medicina ocidental podem estar errados, e os defensores de terapias tradicionais ou complementares podem estar certos – pelo menos em alguns casos. Há provas de que a acupuntura pode ser uma terapia eficiente no tratamento da náusea e da dor, em alguns pacientes. Os pesquisadores têm feito estudos cuidadosos (mas nem sempre) para comprovar sua eficácia numa variedade de problemas de saúde. Quando essas pesquisas são reunidas e analisadas com cuidado, a ciência nos diz que a acupuntura atua em algumas situações, mas não em outras.

Se você realmente está mal do estômago ou com enjoo por causa de coisas como uma anestesia ou quimioterapia, a acupuntura parece ser capaz de ajudar. Estudos compilados sobre determinado ponto no punho demonstraram que a acupuntura reduziu a náusea após cirurgias e anestesias mais eficazmente do que antieméticos, que são as drogas prescritas para quem se sente enjoado. A acupuntura também pode diminuir os vômitos imediatos que algumas pessoas têm depois de sessões de quimioterapia.

Há evidências de que a acupuntura ajuda também em alguns quadros de dor. Três estudos de acupuntura durante o parto sugerem que ela pode diminuir a necessidade de a mulher receber medicação para a dor durante o trabalho de parto, embora os resultados tenham sido apenas marginalmente significativos. Estudos randomizados e controlados mostraram que a acupuntura pode oferecer alguns benefícios de curto prazo no alívio de dores no ombro, e que ela funcionou melhor que tratamentos falsos. Os sujeitos experimentais submetidos a tratamento com acupuntura também relataram menos dores no pescoço quando retornaram para uma sessão de acompanhamento, uma semana depois. A acupuntura parece ser benéfica em alguns quadros de dor crônica nas costas (mas não em quadros agudos), embora a maioria das pessoas concorde que são necessários mais e melhores estudos. Várias pesquisas estão atualmente em andamento. Algumas também sugerem que a acupuntura é útil em casos de dor de cabeça; novamente, serão precisos mais estudos para deixar claro que, também para esse problema, a acupuntura é eficaz.

Porém, a acupuntura não é remédio para todos os males. Pesquisas e compilações da literatura realizadas com cuidado informam que há casos em que ela não funciona ou provavelmente não funciona. Ela não parece eficiente no tratamento de viciados em cocaína, de casos de depressão, insônia ou síndrome do intestino irritável. Às vezes é útil, mas nem sempre, em casos de cotovelo de tenista; há um relativo alívio de curto prazo dessa dor com a aplicação das agulhas de acupuntura, mas o efeito não parece durar muito tempo e os limitados benefícios desse tratamento só foram citados em dois estudos pequenos.

MITO, MEIA VERDADE OU MENTIRA DESCARADA?
Estalar as articulações das mãos causa artrite

Aqueles que gostam de estalar as articulações dos dedos das mãos não têm mais chance de ter artrite que as demais pessoas. Em pesquisas sobre o funcionamento das mãos em adultos e em estudos com idosos com ou sem artrite, os portadores da doença não tinham tido o irritante hábito de estalar as juntas dos dedos. Dizer que a pessoa que faz isso ficará com artrite é um *mito*. Mas também existem outros bons motivos para não fazer isso: estalar as juntas dos dedos favorece o inchaço das mãos e reduz a força manual. A literatura médica também contém relatos de lesões nos dedos causadas pelo hábito de estalar as juntas.

PARTE III

MAS EU ESTAVA TOMANDO PÍLULA!

MITOS SOBRE SEXO E GRAVIDEZ

Homens pensam em sexo a cada sete segundos

Não está claro quem foi o responsável pelo aparecimento dessa frase, nem por que é sobre os homens que ela fala e não sobre as mulheres, mas passou-se a aceitar como verdade a ideia de que os homens pensam *muito* em sexo. Dependendo da versão, tais pensamentos podem ocorrer como menor frequência (a cada poucos minutos) ou mais frequentemente, até mesmo a cada sete segundos. Esse é um dado muito repetido, inclusive por fontes respeitáveis de informação, em relatos que descrevem as diferenças entre homens e mulheres e afirmam que eles, bem, são obcecados por sexo.

De cara, esse mito é simplesmente ridículo. Pense um pouco. Se imaginarmos que o homem normal fica acordado 16 horas por dia, ele teria de pensar em sexo 57 mil vezes em 24 horas! Esse é o número aproximado de vezes que uma pessoa respira enquanto está acordada. Alguém que pensasse em sexo com essa frequência simplesmente seria incapaz de executar qualquer outra tarefa. Além disso, pensar em alguma coisa com essa insistência provavelmente deixaria a pessoa enlouquecida.

Muitas pessoas atribuem o "dado" ao Instituto Kinsey, fundado bem no nosso quintal, na Universidade de Indiana, em 1947, e responsável – em 1948 – pela publicação de um primeiro trabalho importante intitulado *Comportamento sexual do homem*. Provavelmente, essa atribuição consolidou a aparente validade do mito, uma vez que o Instituto é largamente tido como a autoridade máxima em pesquisas sobre a sexualidade humana. Entretanto, nenhum dado divulgado pelo Instituto jamais comprovou que algum ser humano pense em sexo com tamanha frequência.

O mais abrangente levantamento já realizado nos Estados Unidos sobre sexualidade foi publicado em 1994 com o título "The Social Organization of Sexuality: Sexual Practices in the United States" [Organização social da sexualidade: práticas sexuais nos Estados Unidos]. Em resposta à pergunta: "Com que frequência você pensa em sexo?", 54% dos homens disseram que pensavam nisso todo dia ou várias vezes ao dia, 43% pensavam algumas vezes por mês ou por semana e 4% pensavam menos de uma vez por mês. Embora metade da população masculina de fato pense em sexo até várias vezes ao dia, isso não chega nem perto do mito das várias vezes por minuto. Entretanto, muitos homens pensam em sexo ainda com menor frequência – nem uma vez ao dia. E, se você estiver interessado no que ocorre com as mulheres a esse respeito, eis alguns dados: quando responderam à mesma pergunta, 19% das mulheres disseram que pensavam em sexo todo dia ou várias vezes ao dia, 67% pensavam algumas vezes por mês ou por semana e 14% pensavam menos de uma vez ao mês. De fato as mulheres pensam em sexo menos vezes do que os homens, mas a diferença não é tão significativa quanto certas pessoas acreditam. Enquanto eles pensam em sexo todos os dias, elas costumam mais pensar nisso algumas vezes por semana.

Como sempre, é importante lembrar que esses resultados são baseados em médias. Alguns homens pensam em sexo mais do que umas poucas vezes por dia, enquanto outros pensam muito menos. Mas nenhum deles terá o tempo, a concentração e a energia mental necessária para pensar em sexo a cada sete segundos.

MITO, MEIA VERDADE OU MENTIRA DESCARADA?
Você não engravida se fizer sexo na água

Você tem as mesmas chances de engravidar fazendo sexo sem proteção dentro ou fora da água. Naturalmente, se o homem ejacular na água, é altamente improvável que o esperma ache um jeito de penetrar na vagina e alcançar o óvulo, mas isso também não é impossível. Se houver a presença de um espermatozoide e de um óvulo vivos e algum meio de se unirem (por menos provável que isso seja), a mulher pode engravidar e, assim, a afirmação acima é *mentira descarada*.

A camisinha previne contra todas as DSTs

Achamos a camisinha o máximo. Se você usar camisinha, diminui suas chances de contrair doenças sexualmente transmissíveis (DSTs). Entretanto, as pessoas acham que a camisinha é 100% eficiente e que simplesmente estão imunes a toda e qualquer DST se usarem essa proteção. Infelizmente, isso não é verdade.

Porém, isso não é motivo para não se usar a camisinha. Trata-se de uma proteção *muito* eficiente contra a transmissão de algumas doenças. Por exemplo, uma revisão de pesquisas sobre o uso de camisinha para prevenir a gonorreia constatou que essa medida reduziu entre 30% e 100% o risco de os homens pegarem a doença e entre 13% e 100% o risco de as mulheres serem infectadas. Isso é ótimo! Pesquisas similares que estudaram a proteção contra a clamídia comprovaram que o uso de camisinha reduziu o risco de contrair essa doença para entre 15% e 100% para homens e entre 10% e 100% para mulheres. Mais um viva para a camisinha! Talvez o vírus sexualmente transmissível que mais preocupa seja o HIV. Não há dúvida de que a camisinha também diminui as chances de transmissão do causador da aids. Grande parte do trabalho de pesquisa de Rachel gira em torno do HIV, e prevenir a infecção por esse vírus é o melhor motivo que existe para usar a camisinha.

Embora seja uma excelente medida de proteção, a camisinha não é perfeita em muitos casos. Um estudo de 2005 examinou com que eficiência a camisinha podia prevenir a transmissão do vírus do herpes simples. Dos 1.843 participantes do estudo, pouco mais de 6% foram infectados. Os que usaram camisinha mostraram-se menos propensos a se infectar com um dos tipos de herpes, mas a camisinha não foi proteção suficiente contra infecções causadas por tipos diferentes desse vírus. E se o herpes está num local que a camisinha não alcança, esta irá ajudar ainda menos.

Existem ainda outras doenças sexualmente transmissíveis que poderiam se instalar em áreas que a camisinha não protege, como o papilomavírus (causador das verrugas genitais), dos chatos (que se deslocam por toda parte) e de úlceras genitais, por exemplo. Se essas lesões não forem cobertas e protegidas pela camisinha, então sem dúvida podem ser transmitidas.

Em condições de laboratório, as camisinhas são quase 100% eficientes para bloquear os desagradáveis vírus que causam doenças sexualmente transmissíveis. Entretanto, a vida real não é um laboratório. A camisinha não recobre toda a área genital. Além disso, ela pode romper e, se isso acontece, a doença pode ser transmitida. Como se isso não bastasse, ainda teríamos de encontrar aquela pessoa mítica que nunca, mas nunca mesmo, deixa de usar camisinha – e a menos que você use preservativo toda vez que tiver relações sexuais, você não está totalmente protegido das DSTs. Naturalmente, se você realmente, sem sombra de dúvida, só vai ter um único parceiro sexual, numa relação completamente monógama, e nenhum de vocês tem qualquer doença, então podem dispensar o uso da camisinha. Em suma, essa proteção não é perfeita, mas há muitos motivos excelentes para usá-la, e recomendamos que ela seja adotada apesar de suas imperfeições.

MITO, MEIA VERDADE OU MENTIRA DESCARADA?
O sêmen é altamente calórico

O sêmen talvez não seja nutritivo, mas não existe necessidade de se preocupar com seu conteúdo calórico. O fluido seminal contém água, vitamina C, sódio, potássio, cálcio, magnésio, zinco, citrato, cloro, proteína e um tipo de açúcar chamado frutose (a grande preocupação para quem conta calorias). Entretanto, a quantidade de açúcar contida no sêmen é tão baixa que a ejaculação normal somente contém entre 5 e 7 calorias. Por isso a afirmação acima é *mentira descarada*.

A vida sexual dos solteiros é muito melhor do que a dos casados

As pessoas casadas lamentam a vida cheia de restrições que levam, repleta de responsabilidades que criam obstáculos à sua sexualidade. Olham para seus amigos solteiros e cultivam uma inveja secreta pela vida sexual tão melhor e mais intensa que devem estar tendo.

Porém, não é bem assim que as coisas são. "The Social Organization of Sexuality: Sexual Practices in the United States", que dá basicamente a palavra final sobre as práticas sexuais dos americanos, afirma que enquanto 23% dos solteiros declaram não ter tido nenhuma relação sexual no ano anterior, somente 1% dos casados disse o mesmo. Outros 25% dos solteiros só fizeram sexo algumas vezes no último ano, em comparação com apenas 13% dos casados. Na realidade, 43% dos casados relatam atividade sexual duas a três vezes por semana, em comparação com apenas 26% dos solteiros. Com isso, verificamos que na realidade os casados têm mais experiências sexuais do que os solteiros.

Para as mulheres, os números são semelhantes. Até 55% das solteiras afirmam ter tido relações sexuais poucas vezes, ou menos, no último ano, em comparação com apenas 15% das casadas. Por outro lado, 39% das casadas afirmam terem tido relações sexuais duas a três vezes por semana, em comparação com somente 20% das solteiras.

Outra pesquisa, publicada pelo Conselho Nacional de Pesquisas de Opinião em 2006, examinou o número de vezes em média que as pessoas fizeram sexo em um ano. Os casados chegaram ao índice de 66,3 vezes por ano, em comparação com as 61,9 vezes daqueles que nunca casaram. Mesmo para a faixa etária dos 18 aos 29 anos, a que mais tem probabilidade de fazer sexo, os casados relataram 109,1 vezes por ano, em comparação com as 73,4 vezes dos não casados.

Além disso, 75% das mulheres casadas disseram que chegavam ao orgasmo "normalmente" ou "sempre", enquanto somente 62% das solteiras deram a mesma resposta. E os benefícios do casamento não param por aí. As pessoas casadas dizem que também têm mais chances de fazer sexo oral, seja ativa, seja passivamente. Enquanto 71% dos homens solteiros afirmaram ter feito sexo oral antes de se casarem, o número se aproxima de 80% entre os casados. De modo semelhante, somente 62% das mulheres disseram ter feito sexo oral antes de se casar, em comparação com 71% das casadas. E, em comparação com os solteiros, maiores porcentagens de mulheres e homens casados afirmaram ter recebido sexo oral.

Sendo assim, os casados não devem necessariamente invejar a vida sexual dos seus amigos solteiros – talvez estes é que deveriam invejar seus amigos casados.

MITO, MEIA VERDADE OU MENTIRA DESCARADA?
As mulheres perdem o interesse por sexo após a menopausa

Segundo "The Social Organization of Sexuality: Sexual Practices in the United States", em torno de 69% das mulheres na casa dos 40 anos e 48% das de 50 ou mais têm relações sexuais pelo menos algumas vezes por mês. Somente 30% das mulheres na casa dos 50 disseram não ter feito sexo no último ano. Um artigo de 2004 veiculado em *Menopause: The Journal of the North American Menopause Society* [Menopausa: Revista da Sociedade Americana de Menopausa] destaca todas as variáveis que podem explicar a diminuição do desejo sexual nas mulheres: idade, qualidade e duração dos relacionamentos sexuais, saúde física (incluindo a fase da menopausa), experiência sexual e saúde mental/personalidade. Algumas pesquisas descobriram que a menopausa, na realidade, surte um efeito indireto sobre o desejo sexual feminino. Embora os sintomas da menopausa possam certamente afetar o bem-estar da mulher, o que afeta a qualidade da sua resposta sexual, o que, por sua vez, afeta a regularidade com que ela faz sexo, não existe realmente uma ligação direta da menopausa com a libido da mulher, de modo que a afirmação acima é uma *meia verdade*.

As virgens têm o hímen fechado

Muitas pessoas, entre as quais alguns médicos, não sabem o que o hímen realmente é. Em geral, acham que o hímen é "alguma coisa" na vagina que bloqueia sua entrada até que a mulher faça sexo pela primeira vez, que deixe de ser virgem. Mas isso não é verdade.

Em primeiro lugar, o hímen não se localiza tecnicamente na vagina. Trata-se de uma fina camada de tecido fora da vagina (na vulva) que a encobre parcialmente. Quando o feto do sexo feminino está se desenvolvendo dentro do útero, não existe originalmente uma abertura ou furo no hímen, mas quando a criança nasce essa abertura está lá. Muito antes de você perder a virgindade, o hímen já tem um orifício.

Algumas mulheres não têm abertura no hímen porque seu desenvolvimento intrauterino não foi normal. Temos aqui um problema médico chamado *hímen imperfurado*. Se não existe uma abertura em seu hímen, quando a menina começa a menstruar o sangue menstrual se acumula no seu útero e vagina. Esse problema não é comum e sua ocorrência atinge em média uma em duas mil mulheres. O hímen imperfurado é raramente diagnosticado antes que a menina comece a menstruar e se constate que uma massa grande e dolorida se forma no ventre dela durante a menstruação (a massa de sangue que não pode sair pela vagina). Para resolver esse problema médico, é preciso criar uma abertura no hímen por meio de cirurgia.

> **MITO, MEIA VERDADE OU MENTIRA DESCARADA?**
> ## O médico pode dizer se você é virgem ou não
>
> Muitas mulheres que tiveram uma experiência sexual completa não exibem absolutamente nenhum sinal detectável de mudança na condição do hímen, quando passam por um cuidadoso exame ginecológico (inclusive com o uso de câmeras com ampliação de 10 vezes e mensurações milimétricas da largura real da abertura do hímen). Num estudo feito em 2004 com 85 mulheres entre 13 e 19 anos, 48% das que admitiram ter tido relações sexuais apresentavam pequenas mudanças visíveis na borda do hímen. Mas 52% das mulheres que disseram ter tido relações sexuais não exibiam alteração na aparência do hímen, mesmo após exames muito detalhados. Mais da metade das vezes em que a mulher tem relações sexuais, não há mudanças visíveis.
>
> Sejamos honestos: se os médicos que realizam exames tão minuciosos não conseguem saber se a moça é virgem ou não, certamente você também não será capaz de sabê-lo; por isso temos aqui um *mito*.

A mulher não engravida se ele "tirar" no último minuto

O contato íntimo entre o pênis e a vagina pode levar à gravidez. Ponto. Mesmo que o casal adote o método de "tirar", pode ser tarde demais.

Antes que o homem efetivamente ejacule, geralmente já há gotas de sêmen na ponta do pênis. Essas gotas ajudam a lubrificar a cabeça do pênis e podem aparecer antes que ele sinta estar próximo de ejacular. Mesmo uma única gota de sêmen pode conter 1 milhão de espermatozoides. E basta um desses. É menor a chance de o esperma fertilizar o óvulo quando você tem "apenas" 1 milhão dessas células, em comparação com as chances de centenas de milhões de espermatozoides, quando ocorre a ejaculação completa. Entretanto, ainda assim é possível que um espermatozoide daquela única gota de sêmen chegue ao óvulo. Além disso, durante os últimos segundos antes do orgasmo não é o melhor momento para esperar que alguém tenha cabeça fria suficiente para "tirar". As pesquisas mostram que, quando 100 mulheres usam esse método para evitar a gravidez, 23 engravidarão dentro de um ano. Mesmo que a "tirada" seja executada com perfeição todas as vezes, 16 dentre as 100 mulheres estarão grávidas. Esses números são impressionantes.

Outros estudos confirmam que muitas mulheres engravidam usando esse método. Num deles, com 1.910 mulheres turcas (das quais 35% usavam o coito interrompido, ou o método de "tirar" para evitar a gravidez), 38% delas tiveram pelo menos uma gestação indesejada. Numa pesquisa feita por uma associação de planejamento familiar, em que mais ou menos 30% da população declarou usar o coito interrompido como método regular de contracepção, 34% das pessoas afirmaram que elas ou suas parceiras tinham engravidado enquanto adotavam esse método.

Nesse mesmo sentido, a mulher também pode engravidar mesmo que o homem não coloque o pênis todo em sua vagina. Se ele penetrar apenas parcialmente e então ejacular, a mulher também tem altíssimas chances de esse esperma tentar a sorte de nadar até o ponto certo de atracação no óvulo. E mesmo que ele não ejacule, a mulher pode receber algumas gotas de sêmen contendo seus milhões de espermatozoides, também bons nadadores e dispostos a tentar a sorte de encontrar o óvulo. E até para as gotas de sêmen do lado de fora da vagina existe a possibilidade de que um espermatozoide consiga se insinuar pela vagina e alcance o óvulo. Basta um!

MITO, MEIA VERDADE OU MENTIRA DESCARADA?
A mulher não engravida durante a menstruação

Para a maioria das mulheres, a chance de engravidar durante a menstruação é reduzida, mas a gravidez nesse período do mês não é impossível. A menstruação normal dura de 3 a 5 dias, mas pode ter apenas 2 dias ou chegar até a 7. A maioria delas menstrua a intervalos de 21 a 45 dias, e esse ciclo tende a encurtar e ser mais regular com a idade. Se sua menstruação é mais breve, ou se não tem ciclos regulares, há chances maiores de você ovular enquanto está menstruada, o que a torna capaz de engravidar mesmo assim.

Geralmente, a mulher ovula mais ou menos duas semanas antes de menstruar, então é nessa fase que ela tem mais chance de engravidar. Mas o óvulo pode permanecer vivo vários dias dentro das trompas de falópio ou do útero, e nem todas as mulheres ovulam exatamente duas semanas antes de menstruar. Algumas ovulam muito mais perto do início da menstruação, e é possível que um óvulo fertilizado seja capaz de sobreviver à descamação da parede uterina que ocorre na menstruação. Além disso, os espermatozoides podem sobreviver até por uma semana dentro do corpo da mulher. O esperma que entrou durante uma menstruação ainda pode estar circulando por ali quando a menstruação tiver acabado. Havendo um óvulo e um espermatozoide, seja antes, durante ou após a menstruação, a gravidez é possível. Assim, isso é um *mito*.

Pílulas anticoncepcionais não funcionam direito se você toma antibióticos junto

Se você faz uso de pílula anticoncepcional, provavelmente foi alertada para o fato de que a eficácia do produto fica comprometida se seu uso for associado ao uso de antibióticos. Há até mesmo quem sugira o uso de camisinha para melhorar a proteção contra a gravidez caso você precise usar antibióticos.

Apesar dos receios tão difundidos a esse respeito (e das tarjas de alerta que vêm em alguns desses produtos), não há evidências científicas sólidas indicando que as pílulas anticoncepcionais têm sua eficácia comprometida quando associadas ao uso de antibióticos. Artigo publicado no *Archives of Family Medicine* [Arquivos de Medicina da Família] concluiu que a literatura científica não indica que os antibióticos comuns reduzam a eficácia das pílulas anticoncepcionais. Algumas delas têm pequenas quantidades de hormônio para evitar a gestação e podem não funcionar tão bem quando combinadas com antibióticos. Porém, a diferença em termos de eficácia é mínima. Um outro estudo analisou 356 pacientes em três clínicas de dermatologia com histórico de prolongado uso simultâneo de antibióticos e anticoncepcionais. Não foi encontrada nenhuma diferença estatisticamente significativa entre quantas mulheres engravidaram no grupo usando as duas substâncias e no grupo de controle, em que elas tomavam apenas o anticoncepcional. Lembre-se de que as pílulas anticoncepcionais falham pelo menos 1% das vezes, mesmo em condições ideais. E, em pesquisas que analisaram o que acontece na vida real quando as mulheres tomam antibióticos junto com a pílula, o índice de gestações não parece mudar.

Alguns estudos apontam para a possibilidade de um determinado antibiótico, o rifampin (normalmente usado em quadros de tuberculose), tornar os anticoncepcionais menos eficazes. Numa pesquisa com 30 mulheres, o nível de hormônio nas pílulas que impedem a mulher de ovular era mais baixo no sangue de mulheres que também estavam tomando rifampin. Entretanto, nenhuma das participantes da pesquisa ficou grávida em decorrência de usar esse antibiótico e o anticoncepcional simultaneamente.

Novas pesquisas sobre drogas mais recentes e antibióticos raros poderão esclarecer se você deve ou não tomar antibióticos e anticoncepcionais juntos, mas a ciência atual indica que essa combinação não deve ser causa de preocupação. É muito mais importante tomar o anticoncepcional todo dia, no mesmo horário, do que desperdiçar seu tempo se afligindo com os antibióticos.

MITO, MEIA VERDADE OU MENTIRA DESCARADA?
Você não engravida se tomar pílula anticoncepcional

No intervalo de um ano, de 5 a 8 mulheres em cada 100 que usam pílula terão uma gravidez acidental. Mesmo que você use o anticoncepcional de maneira perfeita, ainda existe uma chance de 1% de você engravidar. Essa proporção é mais baixa que a de outros métodos (por exemplo, 27 mulheres em 100 engravidarão usando o coito interrompido), mas não é igual a zero. A pílula anticoncepcional funciona melhor quando tomada todo dia, exatamente no mesmo horário. Se você tomar a pílula de maneira absolutamente perfeita, é altamente improvável que fique grávida. Entretanto, se você se esquecer de tomar o anticoncepcional no mesmo horário todos os dias, a sua chance de engravidar, mesmo usando pílula, fica ligeiramente maior. O pior é deixar de tomar a pílula por um dia; isso pode aumentar significativamente sua chance de ficar grávida. Então, o que temos aqui é uma *meia verdade*.

É mais provável conceber um bebê do sexo masculino se a relação for no meio do ciclo

Se você já tem várias meninas e está tentando uma última vez ver se nasce um menino, provavelmente ficou sabendo de diversas lendas urbanas a respeito de como aumentar a chance de isso acontecer. Antes de sequer começarmos a falar das pesquisas, lembre apenas que o sexo do bebê é exclusivamente determinado pelo espermatozoide. Se o espermatozoide tiver o cromossomo Y, nascerá um menino. Se tiver o cromossomo X, nascerá uma menina. A questão, então, é saber se há um meio de você ajudar o espermatozoide com o cromossomo Y a ganhar a corrida e fertilizar o óvulo.

Embora sua avó ou aquela querida vizinha do outro lado da rua possam ter excelentes ideias sobre métodos infalíveis para conceber um menino, os cientistas, na prática, só têm discutido um único método de escolha de sexo. Diversas pesquisas têm investigado se existe uma ligação entre o sexo do bebê e a época do mês em que o óvulo é fertilizado. Em particular, os cientistas têm estudado se o sexo do bebê pode ser determinado com base na época da relação sexual e o período em que a mulher está ovulando. Alguns pesquisadores têm sugerido que é possível aumentar as chances de ter um menino se a relação sexual ocorrer perto da época em que a mulher ovula. O muco do colo do útero muda ao longo do ciclo hormonal e se torna mais espesso na metade do período, perto da época da ovulação. A teoria é que haverá mais chance de se conceber um menino quando o muco está mais denso (perto do momento da ovulação) porque os espermatozoides com cromossomo Y têm mais mobilidade e, por isso, mais possibilidade de penetrar o muco que os que contêm o cromossomo X. Alguns estudos que submeteram essa hipótese a teste referiram um número um pouco maior de meninos concebidos em relações sexuais que se deram perto da ovulação, número suficiente para apontar uma diferença pequena, porém estatisticamente significativa, na concepção de meninos ou meninas conforme a época do mês.

Infelizmente, quanto mais os cientistas estudam essa questão, menos consistentes se mostram os resultados. Numa meta-análise que combinou todos os dados de seis pesquisas examinando o momento da relação sexual e o sexo do bebê, os pesquisadores na verdade encontraram menos meninos entre as crianças concebidas na época mais fértil do ciclo (bem na época da ovulação). A diferença ainda era pequena, mas completamente oposta aos dados anteriormente citados. Em outro estudo da técnica de escolha de sexo, com um grupo de 73 mulheres acompanhadas durante quatro anos, não foi encontrada nenhuma diferença no número de meninos e meninas entre os que tentaram escolher o sexo da criança pelo momento da relação e os que não se preocuparam com isso.

É possível prever o sexo do bebê sem a ajuda do médico

A barriga da mulher grávida inevitavelmente suscita comentários de parentes, amigos e pessoas totalmente desconhecidas. Se você não descobriu o sexo do bebê no ultrassom ou em algum exame de laboratório, as pessoas se apressam em fazer suas previsões. Há uma lista interminável de métodos para prever o sexo da sua criança. A barriga está alta ou baixa? O abdômen parece uma bola de basquete? O enjoo matinal é muito forte? Como você compara esta gestação com as anteriores? O que lhe diz a intuição? O bebê se mexe muito?

Outras pessoas recomendam testes específicos para prever o sexo do bebê: o ritmo cardíaco é lento ou acelerado? Se você misturar Drano* na sua urina, ela fica verde ou marrom?

A verdade é que a probabilidade de você acertar o sexo de seu filho dessa maneira é de 50%. E, como se comprova, é muito difícil algum método folclórico se sair melhor do que isso. Tanto os cientistas quanto os médicos submeteram essas noções populares a alguns testes e chegaram à conclusão de que todos esses métodos são essencialmente "furados".

O aumento de peso da mãe e o formato da barriga

Numa pesquisa com 104 gestantes que não sabiam o sexo de seu bebê antes do nascimento, o formato da barriga durante a gravidez não se mostrou um fator exato de previsão do sexo da criança. Em outra pesquisa, envolvendo quinhentos nascimentos, nem o peso da mãe nem quanto ela engordou durante a gravidez ajudaram a determinar se nasceria um menino ou uma menina.

....

* Produto de limpeza americano feito à base de cristais de hidróxido de sódio (soda cáustica), nitrato de sódio, cloreto de sódio (sal) e alumínio. (N. do E.)

Azia

Numa pesquisa que avaliou a intensidade da azia referida por 64 gestantes durante a gravidez, a intensidade dos sintomas de queimação não teve absolutamente nenhuma ligação com o sexo do bebê. Mas essa pesquisa obteve um dado realmente interessante: quanto maior a azia da mãe, maior a quantidade de cabelos no recém-nascido.

Intuição materna

Num levantamento feito com 212 mulheres grávidas, 110 pacientes tinham a forte sensação de que seu bebê seria menino ou menina, mas a intuição materna não se saiu melhor do que as previsões aleatórias sobre o sexo da criança. Em outra pesquisa, com 104 mulheres, 55% delas acertou o sexo do filho; mas, pelos cálculos estatísticos, novamente o resultado não foi melhor do que as previsões aleatórias. Além disso, o índice de acerto não variou com o fato de as mães fazerem suas previsões no começo, no meio ou no fim da gestação.

Ritmo cardíaco do bebê

Certas pessoas afirmam que, se o ritmo cardíaco do feto é de 140 batimentos por minuto ou mais, ele é menina. Se for de 139 batimentos por minuto ou menos, é menino. Os dados científicos, no entanto, apontam que não existe nenhuma diferença significativa entre as linhas de base do ritmo cardíaco fetal de meninos e meninas, em todas as idades gestacionais mensuradas.

Drano

Há quem diga que, se você misturar a urina de uma grávida com Drano e o líquido ficar verde, isso quer dizer que ela terá um menino, e se ficar marrom, menina. No entanto, há quem entenda que marrom prevê a chegada de um menino e verde, de uma menina. Dois médicos de Vancouver avaliaram o teste Drano e descobriram que ele não funciona nem de um jeito nem do outro. Seja qual for a cor que a mistura adquira, ela não servirá para prever o sexo do bebê.

Enjoo matinal

Nos casos de *hyperemesis gravidarum* – o pior caso de enjoo matinal, definido como náusea e/ou vômito excessivo e incessante que impede a gestante de ingerir alimentos e líquidos em quantidade suficiente –, é maior a chance de nascer uma menina. Diversas pesquisas endossam esse dado. Entretanto, a diferença não é muito grande; por isso, mesmo que você esteja vomitando até a alma o tempo todo, a criança em seu ventre também pode muito bem ser um menino.

Recomendamos, por fim, um outro teste que é capaz de funcionar tão bem quanto qualquer um dos já citados: cara ou coroa!

Os gêmeos nascem em gerações intercaladas

Na melhor das hipóteses, a ideia de que os gêmeos pulam uma geração é uma meia verdade. Os gêmeos podem ocorrer em sucessão nas famílias. Os cientistas identificaram um gene que predispõe algumas mulheres a liberar mais de um óvulo em um único ciclo de ovulação. Se ambos forem fertilizados, essa "hiperovulação" pode levar ao nascimento de gêmeos fraternos. Geneticamente, eles têm tanto em comum quanto quaisquer outros dois irmãos, mas compartilham o útero e têm a mesma idade.

Os pais transmitem genes aos filhos e assim, se transmitirem aquele gene que causa a hiperovulação, a menina que o recebeu seria candidata a ter gêmeos. Porém, os homens obviamente não são afetados pelo gene da hiperovulação, de modo que se ele é transmitido para um filho, isso não fará muita diferença. Mas se este filho tiver uma filha e transmitir a ela o gene da hiperovulação, ela estará mais propensa a ter gêmeos. Nesse caso muito hipotético, os gêmeos pulariam uma geração. No entanto, como tudo isso depende da possibilidade de o gene ser transmitido para uma menina, não há garantia de que os gêmeos sempre pulem uma geração.

Além disso, nem todos os tipos e gêmeos ocorrem repetidamente na mesma família. Os gêmeos idênticos resultam de um único óvulo fertilizado que então se divide em dois, criando dois bebês que compartilham o mesmo DNA. Atualmente, os cientistas não têm conhecimento de nenhum gene que influencie a divisão do óvulo fertilizado em duas metades idênticas. Essa ocorrência parece ser aleatória. Se em sua família há vários pares de gêmeos idênticos, isso provavelmente é coincidência.

Viajar de avião é perigoso para o feto

A menos que a gestante tenha problemas de saúde específicos ou esteja passando por uma gravidez de risco, a Associação Americana de Obstetras e Ginecologistas, o maior grupo de médicos especializados na área nos Estados Unidos, afirma que as grávidas podem viajar de avião em segurança até a 36ª semana de gestação. A atmosfera existente no interior de uma aeronave, que incorpora elementos como baixo teor de umidade e mudanças na pressurização da cabine, de fato altera temporariamente a frequência cardíaca da mãe, sua pressão sanguínea e seu ritmo respiratório, mas não foi comprovado que essas mudanças surtam efeitos negativos no bebê. Há relatos não confirmados de comissárias de bordo com tendência maior a sofrer aborto espontâneo, mas isso em comparação com a população de mulheres desempregadas, e não quando comparadas a mulheres em outras ocupações profissionais. Não existem, porém, provas científicas de um risco maior de aborto entre grávidas que andam frequentemente de avião.

Um estudo acompanhou 222 mulheres, das quais 118 viajaram de avião pelo menos uma vez durante a gravidez. Quando os médicos compararam os dois grupos, não houve diferenças na duração da gravidez, no risco de ter um bebê prematuro, no peso do bebê ao nascer, no risco de sangramento vaginal, na frequência com que os bebês tiveram de ser levados a unidades de atendimento intensivo neonatal ou em combinações de todas as coisas que podem dar errado durante a gravidez.

Uma das maiores preocupações no caso de viagens aéreas de longa duração é a trombose venal profunda (TVP), ou seja, a formação de coágulos nas veias das pernas que, depois, podem chegar aos pulmões. Os especialistas afirmam que as gestantes podem correr um risco maior de sofrer uma TVP, mas não existem relatos publicados que indiquem um aumento real de casos de TVP em gestantes ocasionados por viagens aéreas. Não obstante, todos os passageiros de avião devem tomar cuidado para evitar esse problema, flexionando frequentemente os tornozelos e os pés e dando alguns passos dentro da aeronave a intervalos regulares.

Algumas grávidas também temem se expor à vibração sonora e às radiações cósmicas da atmosfera durante uma viagem de avião. Não há muitas pesquisas científicas que tenham estudado se esses fenômenos representam um problema para o feto. Os estudos existentes sobre os efeitos na saúde de qualquer pessoa exposta aos ruídos do equipamento e à radiação cósmica galáctica durante uma viagem de avião indicam que o eventual risco que representam para uma grávida é tão diminuto que não deve assustar ninguém.

Repouso previne o parto prematuro

A prática tão disseminada de ficar de cama se baseia no conhecimento popular de que os esforços físicos no trabalho ou no lazer podem induzir contrações na gestante e levá-la a ter um parto prematuro. Contudo, a melhor (e única) resposta à questão de saber se o repouso realmente protege a mulher do parto prematuro vem de quatro pesquisadores que realizaram uma revisão sistemática da literatura, em busca de estudos sobre o que acontece com as mulheres com alto risco de dar prematuramente à luz, e com seus bebês, quando essas gestantes são instruídas a ficar de cama, em repouso. Esses cientistas só conseguiram encontrar uma única pesquisa investigando efetivamente essa questão. Foi um estudo grande, envolvendo 1.266 mulheres, que mostrou que o repouso não impediu partos prematuros.

Reconhecemos que essa afirmação será recebida com desagrado. Entretanto, assim como nós, os autores da revisão sistemática concluíram que *não existem provas científicas* de que a mulher que fica em repouso está a salvo de um parto prematuro. *Não existem provas* de que isso funcione, e existe um estudo extenso que indica que esse procedimento não parece funcionar. Embora não possamos provar que ficar de repouso não ajude algumas mulheres, estamos longe de poder provar que isso de fato ajuda.

Os médicos e as gestantes com receio de sofrer parto prematuro também precisam lembrar que ficar de cama não é algo necessariamente inócuo, pois pode causar problemas como o descondicionamento da musculatura. Além disso, impedir desnecessariamente as mães de trabalhar pode criar problemas significativos para a saúde financeira da família ou para o bem-estar psicológico da mãe.

PARTE IV

ELE NÃO VAI ENTRAR EM HARVARD SEM "BABY EINSTEIN".

MITOS SOBRE BEBÊS E CRIANÇAS

"Baby Einstein" vai deixar meu filho mais inteligente

Enquanto peregrinam entre as gôndolas das lojas de brinquedos educativos, passando por prateleiras de CDs e DVDs que prometem otimizar o desenvolvimento do cérebro do seu filho, muitos pais se sentem culpados por não comprar produtos especialmente elaborados para deixar os bebês mais inteligentes. A cada ano, os pais gastam bilhões de dólares em produtos "Baby Einstein", "Brainy Baby"* e similares que prometem esse resultado. Os criadores desses jogos afirmam que eles são "especificamente projetados para incentivar a descoberta e inspirar novas formas de interação entre pais e filhos". As referências a "Einstein" e ao "efeito Mozart" levam os pais a acreditar que esses brinquedos realmente vão oferecer ao filho uma maior chance de ele se tornar um prodígio.

Pesquisas indicam que, na verdade, os vídeos populares para bebês são incapazes de formar um gênio. Aliás, podem até retardar o desenvolvimento do bebê. Na Universidade de Washington, uma equipe de pesquisadores fez um levantamento com 1.008 pais de crianças de 2 a 24 meses de idade perguntando a quais programas de TV os filhos assistiam. Os pais também preencheram uma ficha de avaliação sobre o desenvolvimento das habilidades verbais das crianças. Para os bebês entre 8 e 16 meses de idade, cada hora do dia passada diante de uma tela assistindo a um DVD ou vídeo estava associada a uma diminuição significativa em sua capacidade de falar. Os bebês que assistiam a esses vídeos tiveram índices menores de desenvolvimento da capacidade de se comunicar pela fala

....

* Baby Einstein e Brainy Baby são marcas americanas de brinquedos, CDs, DVDs e livros cujo conteúdo, desenvolvido em conjunto com profissionais de educação, tem como objetivo estimular a inteligência de bebês e crianças pequenas. (N. do E.)

do que os bebês que não eram expostos a esse estímulo. Para crianças entre 2 e 3 anos de idade, os efeitos de DVDs e vídeos para bebês não foram tão preocupantes. Embora o ato de assistir a esses programas não estivesse associado a nenhum progresso no desenvolvimento da linguagem, também não estava ligado a nenhuma diminuição na aquisição dessa habilidade.

Os bebês podem não estar se transformando em pequenos Einsteins, mas e quando ficarem maiores? Após estudar crianças mais velhas, uma pesquisa sugere que o hábito de assistir à televisão antes dos 3 anos está associado com um menor desenvolvimento mental entre as idades de 6 e 7 anos, o que foi evidenciado por resultados piores em testes de reconhecimento de leitura, compreensão de leitura e memória para números. Numa compilação de doze estudos que examinaram o efeito do conteúdo da televisão sobre crianças de 3 anos de idade e mais, os programas educativos mostraram-se bem-sucedidos na ampliação dos conhecimentos dessa faixa etária. A curto prazo, os programas educativos podem mudar a atitude de uma criança a respeito de assuntos específicos. Por exemplo, numa pesquisa em que assistiam a pequenas vinhetas mostrando crianças não brancas brincando, as crianças submetidas ao estudo depois se mostraram mais tendentes a pegar fotografias de crianças não brancas em resposta à solicitação de escolher, entre as fotos, aquelas crianças com quem gostariam de brincar. Entretanto, nessa revisão, os estudos que analisaram a prática de assistir à televisão não ofereceram provas convincentes de que a TV afeta o comportamento pró-social das crianças ou sua conduta agressiva.

Incluir cereal na alimentação do bebê faz ele dormir mais tempo

● ● ● ● ● ● ● ● ● ● ● ● ● ● ● ● ●

Há bons motivos pelos quais o provérbio "jamais acorde um bebê que está dormindo" já dura há tantos anos: os bebês que não dormem transformam seus pais em seres esgotados, delirantes e furiosamente exasperados, que nem de longe lembram a pessoa que um dia foram. Quando seu bebê ainda precisa daquela mamada às 2 da manhã e alguém sugere acrescentar cereal à dieta dele, direto na mamadeira ou na colher, o mais provável é que você fique bem animada e experimente essa panaceia.

Tanto como pediatras como em nossa vida pessoal, com nossos filhos, ouvimos de centenas de pessoas que os cereais ajudam o bebê a dormir. Em geral, os pediatras recomendam incluir cereal na alimentação dos bebês somente após os 4 meses de idade. A crença no poder sonífero do cereal, porém, pode levar os pais a ignorar essa recomendação e começar a dar alimentos sólidos para seu filho antes disso. Num estudo com 102 crianças de 4 meses, 44% das mães introduziram itens sólidos na alimentação antes dessa idade, 80% delas disseram que seu filho não ficava satisfeito só com leite de peito ou de mamadeira, e outros 53% disseram que o acréscimo de cereal permitiu que a criança dormisse melhor à noite.

Há alguma comprovação de que isso realmente ajude? Nos últimos 30 anos, as pesquisas científicas têm mostrado que o cereal não ajuda o bebê a dormir mais tempo. Em 1974, o *British Medical Journal* publicou um estudo com 100 mães e bebês que não evidenciou correlação entre a introdução de cereal na dieta e o bebê dormir ou não a noite inteira. Uma pesquisa de 1989, envolvendo 106 bebês, randomizou o acréscimo de cereal na mamadeira da hora de dormir, quando eles estavam com 5 semanas de idade ou com 4 meses. Os pais anotaram semanalmente o padrão de sono de seus filhos entre a 4ª e a 21ª semanas de vida. Os bebês com cereal na mamadeira não se mostraram mais propensos a dormir a noite inteira (definida como 6 ou 8 horas de sono ininterruptas) nem tinham mais tendência a dormir por mais tempo. O cereal simplesmente não funciona para isso.

Se o cereal não interfere, haveria alguma mudança na alimentação ou na rotina que os pais pudessem adotar a fim de ajudar os bebês a dormir a noite toda? Uma pesquisa mostrou que os bebês que mamavam mais de onze vezes por dia com uma semana de idade tinham maior chance de ter dificuldade para dormir quando já estavam com 12 semanas. Essa mesma pesquisa mostrou que alguns programas comportamentais para ajudar os pais a modificar os padrões de comer e dormir de seus bebês ajudaram as criancinhas a dormir a noite toda em idade mais tenra. O programa comportamental estruturado que esse estudo examinou incluía o estabelecimento de distinções entre os ambientes do dia e da noite e aumentar o intervalo entre as mamadas quando o bebê acordava à noite, tentando outras coisas primeiro, como trocar a fralda. Essa estratégia recebe o endosso de outros estudos nos quais foi comprovado que os bebês dormem a noite toda quando é adotado um sistema de alimentação em que o bebê mama entre 10 da noite e meia-noite, todas as noites, e aos poucos vai sendo aumentado o intervalo entre essa mamada e a do meio da madrugada com a adoção de outras formas de cuidados (os especialistas recomendam arrumar de novo as roupas e cobertas que o envolvem, trocar a fralda e caminhar com ele, por exemplo). Além disso, os pais são incentivados a deixar bem claras para o bebê as diferenças entre os ambientes do dia e da noite. Os bebês cujos pais tentaram essas mudanças na frequência das mamadas e na rotina diária passaram a dormir a noite toda com menos idade e a mamar menos vezes à noite, e sem a ajuda do cereal.

MITO, MEIA VERDADE OU MENTIRA DESCARADA?
Segurar o bebê em pé ajuda a evitar o refluxo

As evidências científicas dizem que colocar o bebê mais em pé não ajuda a evitar o refluxo (regurgitação). Duas revisões sistemáticas concluíram que a posição do corpo do bebê não ajuda a prevenir o refluxo ou a regurgitação da criança com menos de 2 anos. Cinco pesquisas examinaram se esse posicionamento ereto diminui o refluxo dos bebês, usando um medidor altamente sensível colocado no esôfago da criança a fim de medir alterações na acidez e fornecer uma medida muito precisa do refluxo. Erguer a cabeça do bebê ou colocá-lo em pé após mamar não pareceu surtir nenhum efeito significativo na frequência de regurgitação nos bebês estudados. Inclusive quando eles ficaram num ângulo de 60° de elevação, na cadeirinha, essa posição pareceu na verdade aumentar a regurgitação em comparação a quando ficavam deitados de lado. Assim, essa ideia é um *mito*.

A dentição provoca febre

A dentição ou nascimento dos dentes pode causar muitos sintomas, mas a febre é aquele com que mais nos preocupamos. A dentição causar ou não febre na criança é um fato que pode ter implicações reais para a saúde da criança e para os cuidados devidos. Os médicos levam muito a sério a febre no bebê. Se ele tem febre e não se sabe por quê, talvez seja preciso examinar a urina ou o sangue, e às vezes até inserir uma agulha em suas costas (procedimento conhecido como punção lombar ou exame de liquor) para descobrir a fonte da infecção. Se a febre puder ser associada com o nascimento dos dentes, os médicos não precisarão se preocupar tanto em buscar outras causas para a elevação da temperatura. Num levantamento com 462 pais, enfermeiros e pediatras, praticamente todos os pais relataram que, para eles, eram os dentes que provocavam a febre. Num outro estudo similar, com pediatras, odontopediatras e pais, a maioria dos integrantes desses três grupos também pensava da mesma maneira.

Como muitas pessoas evidentemente têm preocupações semelhantes, quisemos descobrir a verdade – e a descobrimos em duas pesquisas separadas. A primeira acompanhou o nascimento dos dentes em 123 crianças de 4 meses a 1 ano de idade. Nesta, os pais mediam a temperatura dos filhos duas vezes ao dia e anotavam se havia algum dos seguintes sintomas: aumento de mordidas, constante salivação, fricção das gengivas, sucção, irritabilidade, dificuldade para dormir, esfregar a orelha, eczema facial, diminuição do apetite por alimentos sólidos e elevação moderada da temperatura. Além disso, os pais deviam registrar o aparecimento de cada dente. Os pais anotaram mais sintomas nos quatro dias antes da irrupção de um dente, no dia em que ele aparecia e nos três dias após ele ter brotado, perfazendo um período de oito dias. Apesar de ocorrerem diversas combinações dos sintomas mencionados, uma febre acima de 39 °C não foi comum junto com o processo de nascimento de dentes.

Na realidade, mais de 35% dos bebês não manifestaram nenhum sintoma durante o processo de nascimento de seus dentes, e nenhuma das crianças desse estudo teve febre maior que 40 °C ou alguma espécie de doença que colocasse sua vida em risco. Um segundo estudo, usando registros diários parecidos de temperatura e sintomas, constatou que o processo da dentição não estava associado nem com episódios de febre baixa (temperatura abaixo de 39 °C, mas acima de 37 °C), nem de febre alta (acima de 39 °C).

Embora certamente o nascimento dos dentes possa deixar a criança incomodada e causar algumas mudanças em seu comportamento, não se deve usar o processo de dentição como explicação rápida e fácil para a febre. Não há provas que corroborem uma correlação clara entre febre e dentição, e por isso tanto os pais como os médicos devem procurar seriamente a causa que pode levar a criança a ter febre nessa fase em que nascem seus dentes.

É seguro para os bebês dormir na cama dos pais

Alguns mitos nós nem queríamos examinar porque sabíamos que nossos amigos e familiares ficariam aborrecidos com o fato de tentarmos desacreditar alguma de suas crenças mais queridas. Entre elas, esta: a segurança do bebê que dorme na cama com os pais.

Compartilhar a cama com o filho é muito mais comum em algumas comunidades que em outras. Uma pesquisa com 128 pares de pais e bebês da área de Washington, D.C., descobriu que quase a metade dos bebês (48%) dormia na cama grande com a mãe. Em outros países, dormir com o filho é ainda mais comum. Alguns defendem esse costume porque facilita a amamentação. Outras pesquisas sugerem que compartilhar a cama pode estimular padrões de interrupção do sono que ajudariam a prevenir a síndrome da morte súbita do bebê (SMSB). Mais amamentação e menos SMSB? Dormir junto com a mãe parece a escolha perfeita. Então, por que não a recomendamos para todos?

O problema é que colocar o bebê na cama dos adultos pode ser perigoso. A cama macia, os travesseiros e as cobertas soltas da cama do adulto podem envolver e sufocar o bebê, especialmente os muito pequeninos para conseguir virar de lado sozinhos. O fato é que muitos bebês têm morrido porque estavam na cama dos pais e a cada ano esse número continua crescendo. Uma revisão de 1.396 casos de sufocação acidental de bebês de 11 meses de idade ou menos relatou à Comissão Nacional de Segurança de Produtos para o Consumidor que, entre 1980 e 1998, o número de bebês sufocados em camas para adultos, sofás e cadeiras aumentou anualmente. Nesse estudo, os bebês que dormiam em camas para adultos tinham um risco vinte vezes maior de serem sufocados do que aqueles que dormiam no berço.

O Instituto Nacional de Saúde da Criança e Desenvolvimento Humano (NICHHD) dos Estados Unidos não identificou nenhuma prova científica de que a SMSB seja reduzida colocando-se o bebê para dormir com os adultos. Em vez disso, concluiu que compartilhar a cama pode não ser seguro para os bebês devido ao risco de se enrolar nas cobertas e sufocar. A Comissão de Segurança de Produtos para o Consumidor e a Força-Tarefa da Academia Americana de Pediatria (AAP) para Posicionamento do Bebê e SMSB são dois órgãos que se opõem a colocar o bebê para dormir na mesma cama com os adultos devido ao risco de sufocação.

Embora ter o bebê dormindo na sua cama possa facilitar muito para você a função de alimentá-lo, acalmá-lo e inclusive permitir que você mesma descanse um pouco, essas vantagens devem ser confrontadas com o risco muito real de o bebê ser sufocado e morrer.

MITO, MEIA VERDADE OU MENTIRA DESCARADA?
É possível mimar um bebê

Os especialistas concordam que não é possível "mimar" um bebê. Os bebês pequeninos precisam de todo o amor e toda a atenção que você possa dar. Embora as crianças mais velhas possam chorar ou fazer cenas tentando manipular os pais para que eles lhes deem o que querem, os bebês novinhos não são capazes disso. Quando choram, é porque têm uma necessidade genuína de algo, uma vez que chorar é a única maneira pela qual podem se comunicar. Portanto, isto é um *mito*.

Porém, quando o bebê já tem entre 6 e 8 meses, ele começará a explorar a relação de causa e efeito e fazer ligações entre seus atos e a reação das pessoas. Nessa altura, é adequado começar a colocar limites à sua maneira de responder ao seu bebê.

As lactantes podem beber álcool

Algumas lactantes acham que podem consumir bebida alcoólica desde que o façam logo depois da mamada, para que o álcool não chegue ao leite. Outras pensam que podem beber e então extrair e jogar fora o leite produzido logo em seguida. Há quem tenha ouvido que, se esperar uma hora para dar o peito depois de beber, vai ficar tudo bem. Nas culturas em que se acredita que o álcool pode aumentar a produção de leite, não se considera que ele represente um problema para o bebê de peito, nem que o álcool sequer passe para o leite materno.

Tomar bebidas alcoólicas é relativamente comum entre mulheres que estão amamentando; num levantamento com 772 lactantes e 776 mulheres que não estavam amamentando, 36% das que davam o peito já consumiam álcool três meses depois de darem à luz. Embora fossem menos propensas que as mães que não estavam amamentando a tomar duas ou mais bebidas alcoólicas por semana, tinham a mesma probabilidade delas de tomar uma bebida por semana.

Vamos deixar uma coisa bem clara, agora: o álcool alcança, sim, o leite materno. Na realidade, ele se concentra no leite e pode passar para o bebê que mama, o que foi comprovado por inúmeros estudos que testaram o teor de álcool no leite de peito. A quantidade de álcool que chega ao bebê é pequena, mas apesar disso está lá e, em quantidades maiores (mais que o equivalente a uma taça pequena de vinho), tem-se demonstrado que o álcool inibe a produção de leite.

O período entre a ingestão de uma bebida alcoólica e a amamentação também é um assunto um pouco mais complexo do que se possa imaginar. Quando o álcool está na corrente sanguínea, também está no leite que a mulher produz. Beber logo antes de amamentar, ou enquanto se amamenta, pode não ajudar em nada. Para que o álcool seja eliminado completamente de sua corrente sanguínea, você provavelmente terá de esperar pelo menos uma hora depois da última dose antes de amamentar.

A curto prazo, o álcool no leite materno muda o comportamento do bebê enquanto ele está mamando, e os bebês de fato ingerem muito menos leite que contém álcool. Isso ficou provado num pequeno estudo em que os bebês foram filmados enquanto mamavam tanto depois de suas mães terem bebido suco de laranja natural quanto depois de terem bebido suco de laranja com um pouco de bebida alcoólica. Um comitê considerou que o leite com bebida alcoólica tinha cheiro diferente do leite isento de bebida, e as amostras foram analisadas para verificar quanto álcool continham. Embora você possa achar que tomar uma bebida alcoólica antes de amamentar ajudará o bebê a dormir melhor (talvez porque uma taça de vinho deixa você mais sonolenta), na verdade o efeito que ocorre é inverso. Em outra pesquisa, os bebês dormiram significativamente menos e por períodos ainda mais breves depois que suas mães beberam álcool. Além de mamar menos e ficar um pouco inquietos, talvez você se pergunte se existem efeitos colaterais mais sérios para o bebê que mama leite materno contendo um pouco de álcool. Os efeitos do álcool presente no leite materno sobre o desenvolvimento da criança não estão completamente claros. Alguns estudos mostraram que o álcool no leite materno está associado com uma diminuição no desenvolvimento motor dos bebês. Num trabalho envolvendo quatrocentos bebês, os que ingeriram leite materno contendo álcool obtiveram índices mais baixos em testes de desenvolvimento motor (medindo atividades como engatinhar e andar) quando estavam com 1 ano de idade, mas não tiveram resultados significativamente mais baixos em testes de desenvolvimento mental. Trinta dos quatrocentos bebês foram considerados portadores de alto nível de álcool no sangue. Num estudo subsequente, com 915 crianças de 18 meses, os pesquisadores não encontraram nenhuma ligação entre a exposição ao álcool e um atraso na evolução das habilidades motoras. Entretanto, chamaram a atenção para o fato de não sabermos se esses efeitos ocorrem ou não em fases posteriores da vida.

Remédios para gripe, resfriado e tosse vendidos sem receita são seguros para bebês e crianças pequenas

Tossir, espirrar, ficar com o nariz escorrendo, lamuriar-se, chorar. Quando as crianças ficam resfriadas ou gripadas, isso não é divertido para ninguém. Quando então seu bebê fica acordado a noite toda, desassossegado sem conseguir dormir, tossindo e com o nariz entupido, você provavelmente fará qualquer coisa para que ele se sinta melhor. Muito provavelmente, você terá visto a quantidade incontável de remédios para resfriado, gripe e tosse que está à venda, em embalagens exibindo bebês sorridentes.

Como as crianças pequenas têm em média de dez a doze resfriados ou viroses por ano, parece que ficam doentes o tempo inteiro. Como somos pediatras, realmente gostaríamos de poder recomendar alguma coisa que ajudasse os pais e as crianças a se sentir melhor. Infelizmente, os remédios para tosse, gripe e resfriado vendidos sem receita não são a resposta. Em primeiro lugar, eles não funcionam. Desde 1985, todos os seis estudos randomizados e controlados com placebo sobre o uso de medicamentos para tosse, gripe e resfriado para crianças com menos de 12 anos não demonstraram diferenças significativas entre tomar o remédio ou tomar placebo. Comitês de especialistas passaram em revisão esses estudos e todos concordaram que não existem provas de que tais medicamentos funcionem em crianças. O American College of Chest Physicians [Associação Americana de Pneumologistas] afirmou que a literatura científica sobre medicamentos vendidos sem receita não endossava a eficiência dos medicamentos para a tosse. Um documento institucional de 1997 divulgado pela Academia Americana de Pediatria afirmava que não havia sido validado o endosso para o uso de medicamentos contra a tosse em crianças.

Nem os médicos especialistas, nem os cientistas, nem os pneumologistas nem os pediatras acreditam que esses remédios funcionem.

Mas, pior ainda do que não adiantar nada, esses remédios para tosse, gripe e resfriado vendidos sem receita têm efeitos colaterais adversos e podem até mesmo matar crianças. Nos Estados Unidos, entre 2004 e 2005, 1.519 crianças com menos de 2 anos foram levadas ao pronto-socorro por reações adversas ou *overdoses* relacionadas com medicamentos para tosse, gripe e resfriado. As reações adversas incluíram problemas graves como alteração no ritmo cardíaco, perda da consciência e lesão cerebral. Em 2005, três bebês com menos de 6 meses morreram por causa de medicamentos para tosse, gripe e resfriado (o que foi comprovado como a causa da morte pelos médicos legistas, nos três casos). Uma revisão da FDA encontrou 123 casos fatais que puderam ser associados a medicamentos para tosse, gripe e resfriado administrados a crianças com menos de 6 anos de idade ao longo dos últimos trinta anos.

Em resumo, o quadro é o seguinte: se alguma coisa não funciona bem e *também* tem a possibilidade de levar seu filho ao hospital ou mesmo matá-lo, não achamos que seu uso seja uma boa ideia.

Há anos os médicos e cientistas vêm reafirmando que esses medicamentos não servem para crianças. Agora, a FDA está divulgando avaliações mais severas contra esses produtos, o que tem feito vários deles saírem das prateleiras das farmácias e drogarias. Esperamos que as regras ditadas pela FDA e os *recalls* ajudem os pais a reconhecer o perigo que existe por trás desses remédios.

O andador ajuda o bebê a andar mais cedo

Os pais parecem adorar os andadores porque imaginam que eles ajudam a criança a aprender a andar e, além disso, os bebês ficam entretidos. No entanto, ao contrário da expectativa dos pais, os andadores podem na realidade retardar o desenvolvimento da capacidade da criança para andar sem apoio.

Algumas pesquisas têm demonstrado que os bebês que usaram andador não aprenderam a andar senão duas a quatro semanas depois dos outros, que não usaram andador. Além disso, duas revisões abrangentes, que compilaram os resultados de dezenove estudos de andadores, constataram que o uso desse dispositivo retarda o desenvolvimento motor dos bebês. Duas pesquisas encontraram atrasos da ordem de 11 a 26 dias no aparecimento dos primeiros passos, em bebês que tinham usado andador. Num estudo especialmente meticuloso, com 109 bebês, os que tinham usado andador sentaram, engatinharam e andaram mais tarde do que aqueles que não tinham tido essa experiência; além disso, os que usaram andador obtiveram resultados piores em testes de desenvolvimento mental e motor. Dois outros estudos randomizados e controlados não mostraram atraso na época em que os bebês começaram a andar depois de terem usado andador, mas tampouco mostraram que eles começaram a andar mais cedo. Ou seja: a mensagem é que os andadores não ajudam os bebês a começar a andar mais cedo, e podem inclusive fazer com que eles aprendam a andar mais tarde.

Por que o andador provoca esse atraso, quando os bebês parecem que realmente estão aprendendo a andar com o uso desse apoio? Em primeiro lugar, o andador impede que os bebês vejam suas pernas se movimentando – fator crucial no desenvolvimento da capacidade do bebê para andar. Depois, o bebê anda de forma diferente dentro do andador e quando se sustenta por si. Dentro do andador, o bebê usa mais os músculos da parte posterior da perna e em geral fica na ponta dos pés, provocando um desenvolvimento e um enrijecimento inadequados dos músculos das pernas. Para engatinhar ou andar adequadamente, os bebês precisam usar tanto os músculos anteriores como os posteriores das pernas.

Os bebês que aprendem a andar dentro do andador precisam reaprender a trabalhar toda essa musculatura antes de conseguirem andar por si. E, ainda, o andador oferece equilíbrio para o bebê, o que significa que ele não está preparado para o desafio de se equilibrar sozinho quando passa a andar sem apoio.

Mesmo com tudo isso, alguns pais simplesmente gostam de deixar seu filho dentro do andador para que ele brinque. No entanto, esses pais deveriam tomar mais cuidado: os andadores podem cair facilmente das escadas ou dentro de outros lugares perigosos, como lareiras e piscinas, e até mesmo rolar porta afora até a calçada e ganhar a rua. Os andadores costumam ser a causa de ferimentos na cabeça, fraturas de braços e pernas e lesões no rosto. Se você tem um andador em casa, seu filho tem nove vezes mais chance de acabar no pronto-socorro de um hospital com algum ferimento. De acordo com as pesquisas, entre 12% e 50% dos pais cujos bebês usam andador relatam que seu filho já teve alguma espécie de acidente provocado por esse objeto. Algumas estimativas chegam a dizer que mais de 20 mil bebês se machucam nos Estados Unidos, todos os anos, por causa de andadores.

Moral da história: como o andador não funciona muito bem e ainda pode machucar o seu filho, aconselhamos que você guarde a geringonça no porão ou sótão e esqueça onde foi que ela ficou.

Leite em pó enriquecido com ferro causa prisão de ventre em bebês

Quando o bebê faz força e fica vermelho para evacuar e as fezes parecem pelotinhas duras de cocô de coelho, torna-se alta prioridade resolver o problema dessa prisão de vente. As pessoas bem-intencionadas vão dizer que a culpa é do ferro contido no leite em pó usado para a mamadeira e, por isso, alguns pais podem achar melhor trocar para outro produto, com menor teor de ferro na fórmula, para dar um jeito na situação. Ninguém quer que as fezes do bebê pareçam bolinhas secas, mas será mesmo que a culpa disso é do leite em pó enriquecido com ferro?

Não.

Pesquisadores no Reino Unido realizaram um estudo randomizado e controlado com 493 bebês que receberam três tipos de leite: de vaca, em pó com adição de ferro e em pó com baixo teor de ferro. Ao longo de nove meses, esses bebês foram cuidadosamente acompanhados para verificar se apresentavam problemas de infecções, diarreia ou constipação. Os bebês que tomaram leite com ferro não ficaram com mais prisão de ventre (ou diarreia ou outras infecções) que os bebês que tomaram os outros tipos de leite. Além desse, num outro estudo com trezentas crianças, em que metade recebeu suplementos de ferro e a outra metade recebeu placebo, os bebês em regime de placebo tiveram mais constipação do que os bebês que receberam ferro. Simplesmente não há provas de que o ferro cause prisão de ventre em crianças.

No caso de você se preocupar com a possibilidade de o ferro provocar diarreia nas crianças, uma outra pesquisa randomizada e controlada, com 1.655 bebês, constatou que o leite em pó enriquecido com ferro não induziu mais episódios de diarreia do que produto similar com baixo teor de ferro.

O leite em pó enriquecido com ferro também traz benefícios importantes para os bebês. A deficiência de ferro pode provocar anemia (baixa contagem de células vermelhas no sangue). Os bebês que recebem leite em pó enriquecido com ferro apresentam índice significativamente menor de anemia do que os bebês que tomam leite com baixo teor de ferro ou apenas leite de vaca. A anemia grave pode causar atrasos no desenvolvimento e até problemas cardíacos.

Há provas razoavelmente conclusivas de que o leite em pó enriquecido com ferro não causa constipação nos bebês e que, na ausência de ferro suficiente em sua alimentação, a saúde dos bebês corre riscos significativos. Esses fatos devem ser tidos como razões suficientes para você garantir que seu bebê tome leite enriquecido com ferro até que tenha 1 ano de idade. Se ele continua evacuando fezes duras e em pelotas, converse com o pediatra sobre outras causas possíveis para esse incômodo intestinal, em vez de trocar o leite que está dando para seu filho.

MITO, MEIA VERDADE OU MENTIRA DESCARADA?
Bebês precisam tomar água quando faz calor

A Academia Americana de Pediatria declara especificamente que "até o bebê começar a ingerir alimentos sólidos, ele recebe toda a água de que necessita no leite de peito ou de mamadeira". Se os bebês beberem água demais, correm o risco de baixar em excesso a concentração de eletrólitos do sangue. Os rins imaturos de um bebê podem não ser capazes de se livrar do excesso de água com a rapidez necessária, o que provoca concentração de água no sangue e a diluição do equilíbrio de sódio sanguíneo. Esse problema é denominado *hiponatremia* ou intoxicação por água, e pode resultar em ataques epilépticos, coma e até morte. Alguns casos de ataques epilépticos por hiponatremia foram documentados depois de os pais darem aos filhos água mineral engarrafada e explicitamente destinada a bebês (às vezes esse produto é chamado *água de berçário*).

Os bebês também são suscetíveis a hiponatremia quando seus pais não preparam adequadamente a mamadeira e adicionam água em excesso à fórmula.

As crianças doentes podem necessitar de mais líquidos, mas em geral a água não é a melhor opção. Soluções orais para reidratação – como "Pedialyte" – são melhores, e esse é um bom motivo para consultar seu médico se seu bebê ou filho pequeno está com problemas estomacais. Se você perceber que sua criança fica com mais sede quando o tempo esquenta, um pouco mais de leite de peito ou de mamadeira ajudará o organismo a chegar ao equilíbrio de líquidos de que necessita. Por isso temos aqui um *mito*.

O açúcar estimula as crianças

Você se lembra de um quadro do *Saturday Night Live* com o personagem Simon, interpretado por Mike Myers, que faz o papel de um garoto com DDAH (distúrbio do déficit de atenção com hiperatividade) que arranca do chão um aparelho de ginástica da academia e sai arrastando aquilo pelo campo depois de comer chocolate? Por mais engraçada que a cena seja, a verdade é que o açúcar não estimula as crianças. Foram realizados pelo menos doze estudos de vários tipos de dietas alimentares que analisaram os diferentes teores de açúcar no que as crianças consomem. Nenhum deles detectou diferenças de comportamento entre as crianças que tinham consumido açúcar e as que não tinham. Essas pesquisas incluíram açúcar em doces, chocolate e de fontes naturais. Até naqueles estudos em que só foram examinadas crianças consideradas "sensíveis" ao açúcar, elas não apresentaram diferença de comportamento depois de comerem alimentos com ou sem açúcar.

Talvez o desmascaramento deste mito seja o que mais provoca incredulidade quando o analisamos, especialmente por parte dos pais. Os cientistas têm estudado como os pais reagem ao mito do açúcar. Numa pesquisa muito bem elaborada, as crianças foram divididas em dois grupos. Um deles recebeu bebidas que, segundo se disse aos pais, não continham açúcar. O outro recebeu bebidas que, segundo se disse aos pais, continham açúcar. Depois, todos os pais foram instruídos a avaliar o comportamento dos filhos. Não foi surpresa que aqueles que pensavam que os filhos tinham ingerido grande quantidade de açúcar tenham avaliado as crianças como mais hiperativas. O diferencial dessa pesquisa foi que todas as crianças receberam exatamente a mesma bebida adoçada com aspartame, uma substância isenta de açúcar, o que mostra que a diferença de comportamento dos filhos estava inteiramente na cabeça dos pais.

Apesar de estudos científicos mostrarem repetidas vezes que o açúcar não causa hiperatividade, continuamos insistindo em acreditar que o produto deixa nossos filhos mais "acesos". Isso simplesmente não é verdade. Mas tampouco significa que não existam bons motivos pelos quais seu filho deva evitar a ingestão de grande quantidade de açúcar. Como praticamente todos os pais sabem, há relação entre consumo de açúcar e cárie e aumento de peso. Só não culpe o açúcar pelos problemas de comportamento que a criança apresentar!

MITO, MEIA VERDADE OU MENTIRA DESCARADA?
Coma espinafre e fique forte como o marinheiro Popeye

Em 1870, o dr. E. von Wolf relatou que o espinafre tinha um teor de ferro notavelmente elevado. Devido a um erro na colocação da vírgula no número apresentado pelo dr. Wolf, ele acidentalmente divulgou que o conteúdo de ferro no espinafre era dez vezes superior ao real! Provavelmente foi por causa desse equívoco que a comida milagrosa do marinheiro Popeye, nos anos 1930, era espinafre. E, com efeito, como verdura, o espinafre é uma fonte relativamente boa de ferro. Cada 60 g de espinafre cozido contêm 1,9 mg de ferro, e esse número é um pouquinho maior se ele for consumido *in natura*. A maioria das folhas verdes tem menos de 1 mg de ferro por porção. No entanto, o corpo tem mais trabalho para processar o ferro "não heme", que é o tipo encontrado no espinafre. Geralmente, ele é absorvido muito devagar. Mesmo depois que os cientistas divulgaram a verdade a respeito do espinafre, os pais convencem os filhos de que esse vegetal os deixará fortes como o Popeye. Não nos entenda mal: o espinafre é uma verdura excelente; só não merece nenhum crédito especial como superfonte de ferro. Na realidade, isso é só um *mito*.

PARTE V

NÃO ENGULA O CHICLETE!

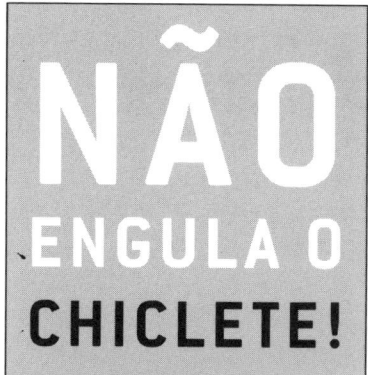

MITOS SOBRE O QUE COMEMOS E BEBEMOS

O chiclete fica no estômago durante sete anos

"Não engula o chiclete!" Você deve se lembrar de, quando criança, ter sido avisado e ameaçado para não engolir o chiclete. Mesmo que engolir parecesse mais fácil do que achar o lugar certo para jogá-lo fora ou cuspi-lo, você sempre soube que o chiclete pode ficar no seu estômago durante sete anos. Isso é quanto basta para fazer qualquer um pensar duas vezes antes de deixar que essa goma escorregue garganta abaixo.

Quase todos os mastigadores honestos de chiclete admitem que de vez em quando acabam engolindo um. E o que acontece com toda essa goma? Será mesmo que ela fica lá, dentro da nossa barriga, por sete anos?

A goma de mascar é feita de goma, adoçantes, aromatizantes e agentes de sabor. A goma em si é basicamente impossível de ser digerida. É uma mistura de elastômeros, resinas, gorduras, emulsificantes e ceras (não parece uma delícia?). A maior parte das vezes, seu estômago realmente não consegue quebrar as moléculas da goma da mesma maneira como faz com os alimentos. O açúcar e outros adoçantes do chiclete podem ser absorvidos, mas as ceras, resinas e elastômeros resistem ao poder dos sucos gástricos que tentam rompê-los. Entretanto, seu aparelho digestivo tem outra maneira de lidar com as coisas que estão na sua barriga. Afinal de contas, comemos um monte de coisas que não podemos digerir completamente. O trato digestivo simplesmente continua empurrando essas coisas adiante, intestino afora, até que elas saiam pela outra extremidade. Em geral, o chiclete acaba no vaso sanitário um ou dois dias depois de ter sido engolido, expelido pela força do movimento peristáltico que empurra as substâncias existentes nos intestinos até que elas saiam do corpo. Mesmo o chiclete sendo uma coisa grudenta, em geral não é páreo para o poderoso funcionamento de seus intestinos.

Mas eles podem ficar entupidos. Em casos muito raros, engolir uma grande quantidade de chiclete de uma vez ou pequenos pedacinhos num intervalo de tempo reduzido consegue entupir o trato digestivo (principalmente no caso de crianças pequenas, cujo tubo digestivo tem um diâmetro menor que o dos adultos; mas mesmo então trata-se de ocorrência extremamente rara). As crianças são mais suscetíveis a ficar entupidas com chiclete se ele for engolido junto com outras coisas, como moedas e sementes de girassol.

Embora não recomendemos que você faça isso sempre que mastigar um chiclete, engolir um de vez em quando não representa grande problema. Muito provavelmente, ele acabará percorrendo um longo trajeto para enfim terminar na privada.

Carne de peru
dá sono

Embora nem todos cheguem ao nível de Jerry e George, do seriado *Seinfeld*, que aproveitaram o triptofano existente na carne de peru para fazer a namorada de Jerry dormir e eles então poderem brincar com a coleção de brinquedos antigos dela, os supostos efeitos soníferos do triptofano do peru são comumente comentados nos jantares de Ação de Graças e pelos meios de comunicação de massa na época das festas de fim de ano.

As pesquisas científicas de fato endossam uma ligação entre o triptofano e o sono. O triptofano L tem sido vendido comercialmente como auxiliar do sono. Essa substância também pode ter efeito sobre o sistema imunológico, com possíveis benefícios para os distúrbios autoimunes como a esclerose múltipla.

A verdade é que a carne de peru não deve ser culpada por sua sonolência. As carnes de frango e vaca contêm basicamente a mesma quantidade de triptofano que a do peru: cerca de 350 mg por porção de 120 g. Embora talvez você tenha ouvido alguém dizer que quando come peru fica sonolento, provavelmente nunca ouviu a mesma coisa a respeito de frango, carne moída ou qualquer outra espécie de carne. Queijo suíço e carne de porco, por exemplo, contêm na verdade mais triptofano por grama que carne de peru e, no entanto, o clássico misto-quente (presunto e queijo) por algum motivo não é indicado como sonífero.

Essa quantidade de triptofano em cada porção de 120 g de carne de peru (350 mg) também é menor do que a quantidade tipicamente usada para induzir sono. A quantidade recomendada de ingestão do suplemento de triptofano para o ajudar a dormir é de 500 a 1.000 mg. Muitos cientistas também acreditam que a limitada quantidade de triptofano na carne de peru seria neutralizada pelo fato de ela ser geralmente consumida em combinação com outros alimentos e não ser recebida pelo estômago vazio. Embora um estudo clínico tenha constatado efeitos semelhantes para o triptofano numa fonte de proteína alimentar e o triptofano de grau farmacêutico, esse estudo fez uso de uma fonte alimentar extremamente rica de triptofano – sementes de cabaça sem óleo, que contêm duas vezes mais triptofano do que a carne de peru. Nessa pesquisa, e no uso de suplementos em geral, o triptofano é ingerido com o estômago vazio para facilitar sua absorção. Embora não tenhamos localizado evidências experimentais em apoio a essa afirmação, muitas pessoas acreditam que a presença de outras proteínas e alimentos no estômago durante as festas, que geralmente são consumidos junto com o peru, limita a absorção do triptofano existente na carne de peru.

Há outros elementos das festas natalinas capazes de induzir sonolência. Já foi demonstrado que lautas refeições causam sonolência, independentemente do que é ingerido, porque o corpo aumenta o fluxo sanguíneo para o estômago e diminui esse fluxo e a oxigenação no cérebro. Refeições com altos teores de proteínas ou carboidratos podem causar sonolência. E não se esqueça do álcool. Bastam dois copos de vinho, especialmente para quem só bebe ocasionalmente, para surgir a sonolência.

MITO, MEIA VERDADE OU MENTIRA DESCARADA?
Você pode curar a ressaca com...

De aspirina com banana a Vegemite* e água, você já deve ter ouvido de amigos e parentes e lido na Internet um sem-número de coisas que previnem ou tratam a ressaca. Infelizmente, nenhuma evidência científica corrobora alguma cura ou método efetivo de prevenção para ressacas causadas pelo consumo de álcool. Numa revisão sistemática de estudos randomizados que pesquisavam se havia alguma coisa que prevenisse ou tratasse a ressaca, não foi encontrada nenhuma intervenção eficaz, quer na literatura médica tradicional, quer na complementar. Embora uns poucos estudos muito pequenos usando escores não validados de sintomas mostrassem mínimas melhoras, a conclusão da revisão exaustiva foi de que nada que tenha sido estudado funcionava, fosse propanolol, tropisetron, ácido tolfenâmico, frutose, glucose e diversos suplementos alimentares (entre os quais borragem, alcachofra, figo-da-índia e um produto à base de levedura). Resumindo, a cura efetiva da ressaca é um *mito*. Embora estudos mais recentes em camundongos tenham algum potencial para a produção de novas substâncias que alterem os mecanismos do corpo causadores dos sintomas da ressaca, as pessoas também podem ficar enjoadas por causa das "curas da ressaca". A ressaca é efeito da ingestão demasiada de álcool. Logo, o meio mais eficaz para evitar a ressaca é beber álcool com moderação, ou simplesmente não beber.

----

* Produto australiano feito à base de levedura usado para passar no pão e em torradas. Sua textura lembra a da margarina e tem sabor salgado e amargo. (N. do E.)

MITO, MEIA VERDADE OU MENTIRA DESCARADA?
Uma cerveja antes do destilado causa a pior ressaca

Talvez já tenham comentado com você sobre esta estratégia para evitar ressaca: "Uma cerveja antes do destilado causa a pior ressaca. Bebendo o destilado antes da cerveja, você não vai ter problema nenhum." Muita gente acredita que vai se sentir pior se beber cerveja antes de bebidas alcoólicas destiladas. Não conseguimos localizar nenhuma prova médica ou científica que sustente essa alegação. Os especialistas concluem que é a quantidade de álcool e a velocidade de consumo, e não a sequência de tipos de bebidas alcoólicas consumidas, que ditam o nível de intoxicação do sangue e a intensidade da ressaca. Além disso, uma quantidade maior de líquido geralmente leva mais tempo para ser consumida e, em geral, a cerveja tem menos álcool por litro do que outros tipos de bebida. Se você beber cerveja primeiro, o tempo que levará até beber todo o volume necessário para ficar embriagado será maior do que se você tivesse começado com as bebidas destiladas. Então, ficar de ressaca porque bebeu cerveja antes do destilado é um *mito*.

O leite
cria catarro

No século XII, o médico Moisés Maimônides recomendou a suspensão de leite e laticínios da alimentação de pacientes com dificuldades respiratórias ou problema de congestão pulmonar. A medicina tradicional chinesa também atribui "umidade" aumentada ou produção maior de muco ao excessivo consumo de leite e laticínios. Em especial para quem sofre de asma ou tem problemas respiratórios, a ideia de comer produtos formadores de muco pode ser particularmente perigosa.

Será que esses antigos médicos estavam certos? Evitar leite é importante para combater problemas de congestão e asma, ou até mesmo apenas aquela sensação de mais catarro no peito? Os cientistas decidiram pôr à prova essa questão dos laticínios e do muco e não encontraram indícios de que o leite ou laticínios realmente aumentem a produção de muco.

Um grupo de cientistas estudou 125 pessoas depois de terem dado a elas leite de vaca ou uma bebida à base de soja; em seguida, avaliaram a crença do grupo quanto ao efeito de "muco provocado por leite" e os sintomas que apresentassem. Todas as bebidas tinham sabor de chocolate e hortelã, para tornar impossível saber quem tinha bebido leite de vaca e quem tinha bebido leite de soja. Nem os pesquisadores sabiam quem tinha bebido o quê. No final, não houve diferenças significativas em termos de problemas como "camada revestindo a boca", "engolir muito" ou ter "saliva mais grossa" entre quem bebeu leite normal e os que tomaram o de soja. Foi interessante, porém, que as pessoas que antes da pesquisa acreditavam no "muco provocado por leite" tivessem sido as que referiram mais sintomas tanto com um leite como com o outro.

Em outra pesquisa, os cientistas trabalharam com sessenta voluntários adultos, tentando fazer que adoecessem com o vírus da gripe comum (para nós, repetimos, é um espanto que haja pessoas que concordem em fazer isso!), e depois anotaram seus sintomas respiratórios e seu consumo de leite no decorrer dos dez dias seguintes. Das 51 pessoas que de fato ficaram gripadas, o peso das secreções nasais de quem tomou mais leite não aumentou. Aliás, não se verificou correlação entre o ato de beber leite e a tosse, sintomas nasais ou congestão, inclusive entre aqueles que estavam atacados com o vírus da gripe.

Um grupo de cientistas mostrou, de fato, que beber leite ou água aumenta a quantidade de cuspe ou saliva, mas as substâncias químicas que tornam a saliva mais grossa não aumentaram. Além disso, não houve diferenças no conteúdo do muco da saliva depois que tomaram leite ou água.

Mesmo assim, muitas pessoas (incluindo médicos!) acreditam que beber leite aumenta a produção de catarro. Num estudo com 330 pais, 58,5% acreditavam que o leite aumentava a formação de muco e quase 1/3 deles tinha recebido essa informação de seus médicos. Setenta pessoas que acreditavam que o leite aumentava a quantidade de muco relataram pigarro, tosse, salivação excessiva e corrimento nasal porque tinham bebido leite. Porém, nenhuma das pesquisas acima citadas e por nós revistas revelou indícios de que o leite realmente aumenta a produção de catarro. Uma explicação possível para o aumento do catarro que certas pessoas supostamente verificam depois de beber leite é que o leite pode levar à formação de "gotículas flocculadas", pequeninas gotas de leite na saliva. Essa sensação pode ser confundida com a presença de muco, mas só há gotículas de leite misturadas à saliva.

MITO, MEIA VERDADE OU MENTIRA DESCARADA?
Comer banana atrai pernilongos e comer alho os espanta

Quando um pernilongo pica a Rachel, o local da mordida fica muito inchado mesmo. E os pernilongos do mundo inteiro têm verdadeira paixão por ela. Uma vez, no Quênia, uma picada de pernilongo deixou o olho dela tão inchado que ficou fechado por uma semana. Depois de uma picada, esta na Cidade do México, seu lábio ficou com um calombo do tamanho de uma cereja. Será que é alguma coisa que ela come que atrai tanto os pernilongos? Os especialistas discordam quanto ao que há em Rachel que atrai esses insetos. Aaron tem uma teoria toda própria. Todo corpo libera centenas de compostos, inclusive mais de cem na expiração, e não sabemos quase nada sobre a maioria deles. Mas sabemos que o dióxido de carbono e o ácido láctico existentes no hálito, assim como o calor, são poderosos fatores de atração de pernilongos. Alguns perfumes e loções, também. Mas banana? Não. Quanto a espantar os pernilongos, ainda não se conseguiu provar que nada que se coma ou engula espante pernilongos. É um *mito* a noção de que bananas ou alho sejam capazes de afetar suas chances de atrair ou espantar os pernilongos. Após décadas de trabalho, o melhor repelente ainda é DEET. Quando é usado corretamente e em concentrações seguras, a menos de 30%, podem manter os pernilongos afastados durante cinco horas ou mais. Além disso, é seguro usar repelente à base de DEET em crianças, e até mesmo em bebês de 2 meses de idade em diante. Em áreas infestadas com insetos, Rachel não sai de casa sem se proteger com ele.

Toranja ajuda a queimar calorias

Não seria maravilhoso se existissem alimentos que, sendo ingeridos, realmente ajudassem na queima de calorias? Muitas pessoas acreditam que a toranja (*grapefruit*) é um deles. Na realidade, alguns especialistas em alimentação não só recomendam o consumo de toranja, como também sugerem a ingestão de pílulas dessa fruta, que, em geral, contêm um componente chamado *naringina*.

As propriedades dietéticas da toranja são apenas uma meia verdade. Ela pode estar de algum modo ligada à perda de peso, mas os cientistas não sabem bem por quê. Localizamos um estudo científico feito na Clínica Scripps, na Califórnia, em que pacientes obesos que consumiram metade de uma toranja fresca antes das refeições, três vezes ao dia, perderam mais peso do que aqueles que tomaram pílulas de placebo e suco de maçã, pílulas de toranja e suco de maçã, ou pílulas de placebo e suco de toranja. A perda de peso suplementar foi de 500 g a 1 kg ou mais no decorrer de 12 semanas. Os pacientes obesos com síndrome metabólica (de algum modo seu corpo resiste aos efeitos da insulina) também pareceram perder mais peso com suco de toranja ou pílulas de toranja do que somente com pílulas de placebo.

Os pesquisadores concluíram que a toranja deve fazer parte das dietas de redução de peso, mesmo que não pudessem explicar o que causa esse efeito emagrecedor. Os pacientes que comeram toranja podem ter mudado seu comportamento ou alterado sua alimentação de maneira que a pesquisa não tenha mensurado.

Outros estudos e comitês de especialistas concluíram que a toranja não queima gordura de maneira específica. A Associação Dietética Americana afirma que "esse mito tão antigo não passa da racionalização de um desejo. A digestão de qualquer alimento despende uma pequena quantidade de energia. Mas nenhum alimento – ou componente alimentar – pode 'queimar' as calorias da comida ou 'derreter' a gordura corporal. Se você perde peso quando adiciona toranja à alimentação, é provavelmente porque está deixando de comer alguma outra coisa que era mais calórica".

Outra teoria que endossa o uso de toranja na alimentação diz respeito ao "efeito térmico". Se um alimento tem um efeito térmico, ele aumenta a energia queimada pelo corpo após sua ingestão, ou aumenta as calorias necessárias para digerir o alimento ingerido. O tamanho da refeição, o conteúdo dela, o que se comeu antes, atividades físicas, idade e a maneira como o organismo reage à insulina são todos fatores que influem no efeito térmico das refeições. Apesar do que dizem certas pessoas, não há indícios de que a toranja tenha mais capacidade de modificar esse efeito térmico do que outros alimentos. Em cuidadosos estudos randomizados da química corporal, a naringina, considerada o componente mais importante da toranja como suplemento emagrecedor, não mudou o gasto de energia. Além disso, num estudo com 352 homens e mulheres com sobrepeso, foi constatado que as pílulas de toranja eram ineficazes para ajudá-los a emagrecer.

Se você decidir que quer começar a comer mais toranja, apesar das evidências controversas em apoio de suas propriedades magicamente emagrecedoras, talvez seja o caso de pensar com cuidado a respeito de outros medicamentos que está tomando. Já foi demonstrado que a toranja interage com medicamentos comuns, prejudicando sua eficácia quando as moléculas são partidas dentro do corpo, o que provoca toxicidade ou efeitos colaterais adversos. Estatinas para colesterol elevado, medicamentos que previnem arritmia cardíaca, que deprimem o sistema imunológico e bloqueadores de cálcio podem todos interagir com a toranja e ocasionar efeitos colaterais potencialmente negativos. Por isso converse com seu médico antes de adicionar essa fruta à sua alimentação.

Comer à noite engorda

As dietas sugeridas pelos nutricionistas e as revistas sobre saúde estão repletas de ideias para mudar seus hábitos alimentares a fim de facilitar a perda de peso. Uma das grandes sugestões é não comer à noite. A explicação parece ser que, se você comer tarde da noite ou antes de se deitar, não terá tempo de queimar as calorias antes de dormir. Ou, talvez, que seu metabolismo desacelera à noite.

Numa pesquisa realizada na Suécia, comparando 83 mulheres obesas com 94 não obesas, as obesas faziam mais refeições e a maioria dessas ocorria à tarde, no início da noite ou ainda mais tarde. Só porque a obesidade e um número maior de refeições à noite talvez estejam correlacionados, isso não quer dizer que uma coisa cause a outra. No fundo o importante é isto: as pessoas ganham peso quando ingerem mais calorias do que queimam. O principal problema indicado por esse estudo foi que as mulheres obesas faziam um número maior de refeições (e ingeriam, portanto, mais calorias), e não o momento do dia em que elas comiam.

Numa outra pesquisa, homens suecos não exibiram nenhum sinal de ganho de peso quando comiam tarde da noite. Num estudo com 86 homens obesos e 61 homens com peso na média, não havia diferenças nos horários de suas refeições. Num outro estudo, com 16 sujeitos obesos, investigaram se o horário em que comiam poderia alterar seu padrão circadiano de gasto de energia (o padrão normal do corpo quando queima mais calorias ou menos). O horário das refeições não mudou o ritmo circadiano de energia consumida. Num estudo maior, com mais de 2.500 pacientes de todos os pesos, o momento do dia em que faziam suas refeições não teve nada a ver com eles ganharem peso ou não.

No fim das contas, o que se constata é que fazer mais de três refeições por dia é um hábito associado à obesidade. Além disso, algumas pesquisas relacionaram o hábito de não tomar o café da manhã com ganho de peso. Não só a ingestão diária dessa primeira refeição estava associada com a manutenção de um peso saudável, como também os registros da ingestão de calorias sugerem que quem toma café da manhã todos os dias consegue distribuir com mais equilíbrio a quantidade de coisas que come no resto do dia. Quando você faz três refeições regulares, é menos propenso a se exceder em alguma delas.

A chave para perder peso ou para manter o peso saudável é muito simples de compreender e, mesmo assim, muito difícil de ser posta em prática pela maioria: coma menos calorias do que as que seu corpo queima. Acredite no que estamos dizendo: se você fizer isso, não importa o horário em que você come – você perderá peso.

MITO, MEIA VERDADE OU MENTIRA DESCARADA?
Bebidas com cafeína causam desidratação

A cafeína é considerada um diurético, mas até que ponto bebidas com cafeína de fato têm esse efeito ainda não é uma noção corroborada pela ciência.

Uma pesquisa feita ainda em 1928 demonstrou que a cafeína atuava como diurético para pacientes em repouso, mas esse estudo histórico, no qual muitos médicos e nutricionistas vêm baseando suas recomendações, ocorreu em apenas três sujeitos ao longo de um período de poucas horas. Desde essa data, muitos outros estudos têm indicado que a cafeína é somente um diurético leve que não representa risco para a saúde. Uma série de experimentos com dezoito adultos saudáveis demonstrou que bebidas com cafeína não tiveram nenhum efeito sobre seu peso corporal, não ocasionaram mudanças na concentração da urina ou do sangue nem mudanças no teor dos eletrólitos do corpo. Esses cientistas concluíram que "aconselhar pessoas a evitar o uso de bebidas com cafeína como ingrediente de seu consumo diário de líquidos não é validado pelos resultados" da pesquisa. Assim, trata-se de uma *meia verdade*.

Além disso, em 23 experimentos diferentes que testaram doses de cafeína, não foram relatadas diferenças na quantidade e na frequência da micção dos sujeitos de dezessete desses estudos, que envolviam o consumo de até cinco xícaras de café.

É preciso beber no mínimo oito copos de água por dia

Todo o mundo, desde o articulista do *New York Times* até os editores da revista mais lida por adolescentes, passando por seu médico, já disse que uma das coisas mais importantes que podemos fazer para nos manter saudáveis é tomar o cuidado de beber ao menos oito copos de água por dia. Ficamos sempre perto dos preciosos garrafões de água e fazemos o melhor possível para nos obrigar a beber os afamados oito copos, acreditando enquanto isso que beber água suficiente nos ajudará a perder peso. O problema é que não existem motivos médicos que endossem tal recomendação. Há até mesmo quem diga que essa história de oito copos é papo-furado.

Você escutou esse mito em toda parte, mas quem foi o primeiro a recomendá-lo? O primeiro registro de que se tem notícia data de 1945, quando a Divisão de Alimentos e Nutrição do Conselho Nacional de Pesquisa afirmou que os adultos devem tomar 2,5 litros de água por dia e que a maior parte desse líquido está contida nos alimentos preparados. Se você ignorar a última parte dessa instrução, poderá interpretá-la como uma ordem para que se bebam oito copos de água por dia (ou 2,5 litros, aproximadamente). Entretanto, lá nos idos de 1945, o Conselho de Pesquisa afirmou claramente que a maior parte da água de que nosso organismo necessita já está presente nos alimentos que ingerimos.

Alguns anos depois, um nutricionista chamado dr. Frederick Stare também pareceu endossar a ingestão de oito copos de água por dia, mas disse que poderia ser na forma de café, chá, leite, refrigerantes, e até cerveja. Além disso, ele salientou que as frutas e os vegetais são boas fontes de água. Nem mesmo esses especialistas chegaram a afirmar que precisamos nos hidratar com grandes quantidades da boa e velha água.

Não há nada de errado em gostar de beber água, mas não existem provas científicas de que você precisa beber nem perto de oito copos todos os dias. Um médico que se dedicou a verificar essa alegação, o dr. Heinz Valtin, estudou muitos bancos de dados eletrônicos, além de consultar nutricionistas e colegas especialistas em equilíbrio de água no sangue. Em toda essa pesquisa, assim como na que nós mesmos fizemos para checar de novo o trabalho feito por ele, não foi possível encontrar indícios científicos de que seja necessário beber oito copos de água por dia. Na verdade, os estudos científicos apontam que já consumimos líquido em quantidade suficiente com o que comemos e bebemos todos os dias. Não estamos todos desidratados. Extensas medições feitas pelo Departamento de Agricultura para aferir quanta comida e bebida consumiram mais de 15 mil pessoas em cinquenta estados dos Estados Unidos, ao longo de um período de três anos, mostraram que o americano médio ingeria 2.188 ml de água por dia.

O irônico é que as pessoas devem evitar beber água *demais*. Como ficou demonstrado no caso do falecimento recente – e altamente divulgado pelos meios de comunicação – de uma jovem que tinha participado de um desafio de beber água promovido pela estação de rádio local*, beber água demais pode realmente provocar intoxicação e até mesmo a morte. Água em excesso dilui o nível normal de sódio do sangue, provocando um problema que se chama *hiponatremia*, no qual o cérebro pode inchar e morrer. Embora não seja um problema comum, ocorre com mais facilidade em bebês pequenos, razão pela qual os pediatras não recomendam oferecer água aos bebês (especialmente quando apresentam diarreia).

....
* Em janeiro de 2007, na Califórnia, uma mulher de 28 anos de idade morreu após ter participado de concurso promovido por uma emissora de rádio local que consistia em ver quem conseguia beber mais água sem ir ao banheiro. (N. do E.)

MITO, MEIA VERDADE OU MENTIRA DESCARADA?
Se você está com sede, já está desidratado

Não pudemos encontrar estudos científicos afirmando que se você está com sede é porque já está desidratado. O corpo é incrivelmente sensível à quantidade de líquido de que precisa. Ele libera um hormônio chamado vasopressina quando precisa reter água ou impedir os rins de liberar água. Isso resulta na regulação instantânea do equilíbrio de água e modifica a frequência e a quantidade da urina. O corpo faz um bom trabalho quanto à regulação da quantidade de líquido de que você necessita, do teor de vasopressina que é liberado e da sensação de sede que você reconhece. O corpo saudável responde rapidamente e com precisão à necessidade de mais fluidos. Como você não precisa se obrigar a beber quando não está com sede, só por medo de uma desidratação, temos aqui mais um *mito*.

É seguro pegar um alimento que caiu no chão, desde que seja em menos de cinco segundos

Em primeiro lugar, queremos dizer que nenhum de nós é excessivamente paranoico com micróbios. Se você pudesse ver as canecas de chá que costumamos usar, ficaria espantado por continuarmos razoavelmente saudáveis. Em geral, parece inócuo comer algo que caiu no chão, se você pegar em poucos segundos. (Bom, talvez você não siga a regra dos cinco segundos num banheiro público, mas, fora isso, não parece de todo má ideia.)

Isso até que você comece a ler o trabalho de cientistas que se especializaram em ciências da alimentação e microbiologia, que são as áreas que estudam como os "bichos" entram na nossa comida e ficam lá. Não sabemos ao certo como esses cientistas conseguem comer alguma coisa sem ficar paranoicos. E, para nosso azar, resolveram testar a regra dos cinco segundos.

Cientistas especializados em alimentação realizaram três experimentos para descobrir o que acontece quando a regra dos cinco segundos é comparada com a ação da *Salmonella typhimurium*, uma bactéria relativamente comum, mas muito desagradável, capaz de provocar intensa crise de vômitos e diarreia. Eles testaram quanto a *Salmonella* era capaz de sobreviver em superfícies de madeira, cerâmica e tapetes, e testaram como era transferida desses locais para salsichão ou pão. E descobriram que essa bactéria ainda estava viva depois de quatro semanas em superfícies secas de madeira, cerâmica ou tapete, e em quantidade suficiente para conseguir ser transferida para os alimentos. Em seguida, os cientistas testaram quanto tempo levava para a bactéria ser transferida dessas diversas superfícies no chão para a comida. O salsichão foi o que mais violou a regra dos cinco segundos: mais de 99% das células bacterianas se transferiram do piso de cerâmica para o salsichão depois de apenas cinco segundos no chão! Num piso de madeira, a transferência foi um pouco mais lenta (entre 5% e 68% das bactérias foram para o salsichão) e, no carpete, a transferência praticamente não ocorreu (menos de 0,5% das bactérias se transferiram dessa última superfície para o salsichão). Quando a transferência de fato acontecia, as bactérias passavam para o alimento quase imediatamente. Em cinco segundos, era tarde demais. Outras bactérias, como a *Campylobacter* e a *Salmonella enteritis*, também podem sobreviver muito bem em superfícies de fórmica, cerâmica, aço inoxidável, madeira e tecidos de algodão, de modo que se você escutar o que os microbiologistas têm a dizer, deve tomar o máximo cuidado possível com a limpeza da cozinha, e também não deve acreditar na regra dos cinco segundos. As bactérias que podem deixar você bem doente são capazes de sobreviver no chão ou sobre outras superfícies por um longo período e também são capazes de contaminar outros alimentos que tocarem nelas por apenas poucos segundos.

As bactérias não são a única coisa que pode deixar você doente quando a comida cai no chão. Uma pesquisa com pesticidas aplicados a superfícies domésticas mostra que essas substâncias tóxicas também podem ser transferidas para alimentos como maçãs, salsichão e queijo, embora pareçam levar um pouco mais de tempo para isso que as bactérias. O pesticida comum alcançou somente 1% de eficiência em sua transferência para a comida no intervalo de 1 minuto, mas chegou a 83% de eficiência quando permaneceu no chão por 60 minutos. O uso da força (por exemplo, jogar a comida com força no chão) também resultou em maior dose do pesticida passando para o alimento testado, chegando a 70%, dentro de 10 minutos, sobre assoalho de madeira de lei, quando um pedaço de salsichão foi arremessado ao chão com força de 1.500 kgf.

Você pode mascar chiclete em vez de escovar os dentes

Os antigos egípcios, astecas e índios todos costumavam mascar resina de árvore – a versão antiga do atual chiclete. O chiclete era apreciado por seu sabor e pode também ter sido usado para limpar os dentes. Os egípcios mascavam igualmente pelotas de natrão para refrescar o hálito. Se você prestar atenção nos anúncios de televisão das gomas de mascar, dizendo que elas ajudam a prevenir as cáries e podem ser usadas com a escovação dos dentes ou em substituição a ela, vai acabar pensando que esses povos antigos sabiam o que estavam fazendo quando mascavam aquelas coisas. Sem dúvida eles descobriram uma coisa agradável de se fazer, mas será que mascar chiclete é mesmo um método eficiente para limpar os dentes?

A ciência moderna diz que não. Uma revisão dos fatos e ficções sobre mascar chiclete identificou vários estudos que investigaram com que eficiência as gomas de mascar atuam na remoção da placa e diminuem a presença de alimentos presos entre os dentes. Num deles, da década de 1960, que examinava o índice de placa em dez voluntários que só mascavam chiclete, só escovavam os dentes, usavam escova e fio dental ou usavam escova e água, o grupo que mascava chiclete teve o pior resultado. Ficou provado que mascar chiclete foi o meio menos eficiente de remover a placa. Várias pesquisas subsequentes, nos anos 1970 e 1980, também investigaram se os diversos tipos de chiclete sem açúcar eram melhores para remover a placa. Mais uma vez, a resposta foi "não". Em alguns estudos, a placa foi reduzida com a mastigação de chiclete, mas não nas áreas onde se formam as cáries. Duas vezes, os dentistas que revisaram esses estudos disseram que a remoção de placa por meio da mastigação de chiclete pode ter um efeito cosmético, mas não terapêutico (não atua sobre as cáries). Pesquisas com gomas de mascar dotadas de um "agente abrasivo" especial, destinado a torná-las mais potentes na limpeza dos dentes, chegaram aos mesmos resultados.

Sua mãe tinha razão, afinal de contas: você precisa escovar os dentes. Mascar chiclete não remove a placa a ponto de substituir a escovação, e não há indícios de que possa ser de fato útil para a remoção da placa como prática complementar à escovação.

É preciso esperar uma hora depois de comer para entrar na água

"Você ainda não pode entrar na água!" Como passava quase todo o verão dentro da água quando criança, Rachel ouviu isso um monte de vezes. A regra era que a gente tinha de esperar pelo menos uma hora, depois de ter comido, para só então poder mergulhar de novo na piscina ou no lago. Desconfiávamos de que essa regra era resultado do cansaço dos adultos de nos vigiar na água o tempo todo. Mas também parecia haver a preocupação legítima de que, se você desse um salto só que fosse na piscina com toda aquela comida na barriga, poderia ter cólicas tão intensas que elas fariam você se afogar no mesmo instante.

Pode ser que as crianças passem a nos adorar e os adultos, a nos detestar de agora em diante, mas temos de dizer que não parecem existir provas que corroborem essa regra. Em nossa pesquisa, não conseguimos encontrar nenhum caso de afogamento, ou de quase afogamento, causado por uma refeição prévia. Embora isso não queira dizer que tal coisa nunca acontece, não há provas de que seja um perigo real. Nem mesmo as instituições especializadas dizem que você, depois de se alimentar, realmente tenha de esperar algum tempo para nadar. Nem a Academia Americana de Pediatria nem a Cruz Vermelha Americana emitem recomendações sobre quanto tempo é preciso esperar para nadar depois de comer. Já em 1961, fisiologistas especializados em atividades físicas diziam que essa ideia de ter cólicas ao nadar depois de comer era "questionável".

Mas será mesmo que isso não é possível? Acaso não é natural que você sinta cólicas terríveis, uma vez que seu corpo está muito ocupado com a digestão da comida no estômago? É verdade que o aparelho digestivo direciona para a barriga uma parte da circulação sanguínea dos músculos, depois de comer, para ajudar na digestão. Como ocorre com qualquer exercício imediatamente após comer, você talvez se sinta desconfortável se for nadar após uma lauta refeição. Mas, mesmo que tenha cólica, é muito improvável que venha a ficar completamente imobilizado. Se sentir cólica, deve simplesmente sair da água e dar um descanso para o corpo. Quer tenha devorado uma torre de sanduíches ou não, você não deve nadar em locais perigosos dos quais não tenha habilidade suficiente para escapar caso venha a se sentir cansado ou sofra uma ou duas câimbras musculares. Tome cuidado para que você e seus filhos nadem apenas em lugares seguros, que não causem preocupação mesmo que você possa sentir câimbras ou cólica.

MITO, MEIA VERDADE OU MENTIRA DESCARADA?
Em dias quentes, é melhor evitar pratos com maionese nos piqueniques

Se você fica com água na boca de vontade de se servir de salada de batata, ovos temperados e outros pratos com bastante maionese, comuns nos piqueniques de verão, mas tem medo do estrago gastrintestinal que eles podem causar, descarte essas preocupações. Em 2000, uma revisão bastante abrangente foi publicada no *Journal of Food Protection* após terem sido examinados todos os relatos de estudos de doenças e morte causadas por bactérias presentes na maionese comercial. E não encontraram nenhum! A necessidade de evitar a maionese é *mentira descarada*! A maionese tem má reputação porque as pessoas costumavam prepará-la em casa com ovos crus, e estes podem conter uma bactéria terrível chamada *Salmonella*. Já a maionese industrializada, por sua vez, é muito mais segura. Na realidade, é pasteurizada e estéril. No piquenique, é muito maior o risco de você ficar doente com as frutas e vegetais crus, não lavados ou malcozidos. Em geral, você também deve evitar os alimentos que já estão ao ar livre há duas horas, ou há menos tempo que isso se estiver muito calor.

Não faz mal mergulhar a torrada mordida no patê

Embora comer em um recipiente comum seja um hábito que provavelmente existe desde sempre, a primeira referência a mergulhar de novo a torrada no patê, depois de mordida, parece ser um episódio de 1993 do programa *Seinfeld*, em que o lendário George Constanza é duramente criticado quando mergulha a mesma torrada no patê na reunião após um velório. O irmão de sua namorada, Timmy, pergunta: "Você mergulhou a torrada mordida no patê?" Na opinião de Timmy, isso é o mesmo que "enfiar a boca toda no potinho de patê". George, por sua vez, acha que isso não tem importância. (Afinal, em outro episódio, ele também tira uma coisa da lixeira para comer.) "Você se serve do seu jeito e eu me sirvo do meu", rebate ele. E, se você conhece o personagem, sabe o que George fará em seguida: eles acabam se atracando por causa do potinho de patê contaminado. No velório.

Molho vinagrete. Guacamole. Patês à base de maionese. *Homus*. Quer se trate de um molhinho apimentado, adocicado ou cremoso, com torradas, tiras de legumes crus ou batatas *chips*, apostamos que você também já fez o mesmo que George. Querendo só um pouquinho a mais daquele gosto para terminar a mordida, você foi ao patê de novo. Mas isso não parece ter muita importância, certo? Afinal, estamos expostos a pequenas doses de micróbios o tempo todo.

Mais uma vez, os cientistas especializados em alimentação querem acabar com a nossa farra, e agora ficam ao lado de Timmy. Um intrépido grupo de microbiologistas, liderado pelo dr. Paul Dawson, estudou se há ou não uma transferência de bactérias da boca para a torrada e desta para o patê (justamente o que acontece quando você mergulha de novo no patê a mesma torradinha já mordida). Alguns voluntários deram uma mordida num biscoito água e sal e depois o mergulharam por três segundos num pote de teste, com molho em quantidade equivalente a uma colher de sopa. Foram usados seis tipos diferentes de molhos e patês: vinagrete, à base de queijo, calda de chocolate e água esterilizada com três diferentes níveis de acidez. Os cientistas compararam a torrada mergulhada duas vezes com o que acontecia com uma torrada que estivesse sendo mergulhada pela primeira vez, e mediram a quantidade de bactérias na boca dos voluntários. Os resultados não foram bonitinhos.

Em média, entre três e seis mergulhos do biscoito transferiram cerca de 10 mil bactérias da boca do sujeito para o molho. E em cada mergulho o biscoito capturava de 1 a 2 g do molho. Se você estiver numa festa e de três a seis pessoas fizerem o mesmo, quando você mergulhar a sua torrada estará recolhendo pelo menos de 50 a 100 bactérias. Isso é suficiente para te deixar doente? Talvez. Depende de quantas bactérias você recolher na sua mordida, de quantas pessoas estão mergulhando suas torradas duas vezes e de quais bactérias estão na boca delas. Essa pesquisa só analisou algumas espécies de bactérias, mas nos molhos e patês podem existir outras. O risco para você depende de as bactérias ali existentes serem do tipo que deixam você doente ou de um tipo menos prejudicial. No entanto, essa pesquisa revelou que as bactérias podem ser transferidas e que o molho não mata todas as variedades de micróbios.

Para os paranoicos e germófobos de toda espécie, é bom saber que alguns tipos de patês têm menos chance de conter bactérias. As amostras mais ácidas de água tinham menos bactérias e o número das que existiam diminuiu com o tempo. A acidez não é tudo, porém. Uma amostra de molho vinagrete ácido continha mais bactérias que as amostras de molho à base de queijo e de calda de chocolate. Provavelmente, porque era mais líquida. Quanto mais grosso o patê, mais ele adere à torrada, o que pode servir para lacrar as bactérias. Assim, ficam menos bactérias no potinho. Portanto, patês e molhos mais encorpados podem ser mais seguros do que os aguados, depois que alguém usou a torradinha já mordida para se servir de novo.

Na próxima vez que você estiver numa festa e estiver quase pegando um pouco de patê com a ponta da sua torrada, o dr. Dawson sugere que você dê uma olhada nos outros convidados. Você beijaria algum deles? Pensaria em lamber a boca deles por dentro? Se não lhe apetece recolher a saliva deles na sua torrada, pense duas vezes antes de mergulhá-la no patê...

PARTE VI

AS VACINAS DEIXARAM O MEU BEBÊ AUTISTA.

MITOS QUE GERAM CONTROVÉRSIAS E DEBATES

Desconhecidos envenenam os doces das crianças no Halloween

Quando o final de outubro se aproxima e as crianças começam a providenciar suas fantasias de Halloween e esperar com ansiedade a festa dos doces, tem início uma avalanche de alertas sobre a segurança dos pequenos. Entre as advertências mais assustadoras para pais e filhos estão as que os lembram de verificar com cuidado os doces que as crianças recebem por causa do risco representado por lâminas de barbear, venenos ou outras substâncias perigosas que podem estar escondidas nos quitutes que dão a elas. Quem não ficaria petrificado de terror com a preocupação de que objetos envenenados ou perigosos tenham sido introduzidos nos doces e depois aleatoriamente dados às crianças por desconhecidos? Os pais examinam com cuidado cada doce ou bala ganho por seus filhos para ver se a embalagem está violada. Algumas famílias chegam até a evitar toda participação na brincadeira da "travessura ou gostosura" e, em vez disso, vão passear no *shopping*. Será que realmente precisamos sentir medo dos doces do Halloween? Não seria esse pesadelo dos pais somente um delírio da imaginação coletiva?

Por que acabamos nos tornando tão amedrontados com a possível adulteração dos doces do Halloween? Desde os anos 1950, têm sido divulgadas algumas notícias sobre a adulteração desses doces. Num caso de 1964, uma mulher chamada Helen Pfeil foi presa por causa do que para ela não tinha sido nada além de uma brincadeira: ela entregava pacotes com biscoitos para cães, rolinhos de palhas de aço e bolinhas de formicida (com o rótulo de *veneno*) aos adolescentes que ela achava muito crescidos para estarem na brincadeira. Como ela não era mal-intencionada, tomava o cuidado de também contar sua "brincadeira" para os adolescentes e, portanto, nenhum deles se feriu. Apesar disso, foi processada e condenada por ter "colocado as crianças em risco". Embora ela dificilmente se encaixe no estereótipo do desconhecido sinistro que entrega um doce envenenado a uma criancinha inocente, seu caso foi usado pela imprensa como exemplo dos perigos que rondam os doces do Halloween.

É curioso, mas, apesar de todo o medo que ronda o possível envenenamento dos doces de Halloween, não conseguimos localizar nenhum caso genuíno de intoxicação causado dessa maneira. Um professor de Sociologia e Justiça Criminal da Universidade de Delaware, o dr. Joel Best, tentou repetidamente esvaziar esse mito. Após examinar os principais jornais entre 1958 e 1993 em busca de relatos sobre adulteração de doces de Halloween, o dr. Best encontrou perto de uma centena de histórias que ele continuou investigando, fazendo telefonemas para a polícia e hospitais. Em todas elas, o dr. Best não encontrou absolutamente nenhum indício que pudesse ser vinculado a episódios aleatórios de violência durante o Halloween. A maioria dos casos tinha resultado de brincadeiras de mau gosto. Os relatos geralmente envolviam a descoberta de doces contaminados, mas nenhum dano concreto às crianças. Quando esses casos foram investigados mais a fundo, até mesmo a contaminação acabou se revelando uma farsa, geralmente iniciada pelas próprias crianças.

Em 1975, a revista *Newsweek* alegou que várias crianças tinham morrido após a adulteração de doces de Halloween ao longo dos anos anteriores. O surpreendente foi que a matéria não estava baseada em nenhum caso real. Nos dois únicos casos documentados de morte de crianças associada a doces de Halloween, nenhum desconhecido levou a culpa. Integrantes do círculo familiar imediato da criança tinham sido responsáveis pela intoxicação, intencionalmente ou não, e tinham tentado encobrir a própria culpa simulando envenenamentos aleatórios no Halloween. Num caso de Detroit, em 1970, Kevin Toston, de 5 anos, morreu quatro dias após ter entrado em coma devido a uma *overdose* de heroína, conforme foi constatado depois. Mais tarde, essa substância foi encontrada num doce de Halloween. Uma minuciosa investigação acabou concluindo que a heroína não tinha sido plantada por nenhum desconhecido, mas, antes, viera de um pacote evidentemente mal escondido pelo próprio tio da criança. Quando a família percebeu que poderia ser acusada de homicídio culposo, colocou um pouco da droga nos doces do menino na esperança de encobrir sua participação na morte de Kevin. Em 1974, Timothy Mark O'Brien, de 8 anos, morreu em consequência de ter consumido Pixy Stix envenenado com cianeto depois do Halloween, um crime pelo qual seu pai foi posteriormente condenado e executado. Esse homem tinha usado o mito dos envenenamentos do Halloween para tentar encobrir seu próprio ato. Apesar de essas duas mortes serem sem sombra de dúvida uma tragédia, o perigo real para as crianças envolvidas não veio de gente desconhecida, mas de dentro de seus próprios lares.

Um caso de 1990 teve como vítima Ariel Katz, uma menina de 7 anos que morreu durante a brincadeira de travessura ou gostosura, mas depois se descobriu que sua morte tinha sido causada por um problema congênito de coração. Em 2001, uma criança de 4 anos morreu em Vancouver no dia seguinte ao Halloween (o que levou a polícia a aconselhar que todos os doces ganhos fossem jogados fora), mas a autópsia revelou que a menina tinha morrido de uma potente infecção bacteriana (ao passo que seus doces não estavam contaminados). Embora tanto o *website* www.snopes.com como a pesquisa do dr. Best tenham oferecido detalhes sobre esses e outros casos, e nem a nossa investigação, ou a deles, tenha constatado quaisquer indícios de envenenamentos aleatórios realmente ocorridos no Halloween, o mito persiste. Bolinhos adulterados serão culpados pelas cólicas abdominais de alguns adolescentes, mas mais tarde eles vão confessar que tomaram doses maiores que o devido de medicamentos controlados (o que realmente já aconteceu). As revisões da literatura médica também não oferecem indícios de atos aleatórios de violência no Halloween. Não podemos provar em definitivo que nenhuma criança já tenha sido morta por envenenamento de seus doces de Halloween causado por um desconhecido, mas podemos afirmar que, até onde sabemos, nenhum caso com essas características já foi documentado na mídia.

Devemos mencionar, porém, que as crianças realmente correm riscos reais de acidentes no Halloween, mas por causa dos carros, não dos doces. O Conselho Nacional de Segurança relata que as crianças correm cada vez mais risco de danos físicos como pedestres, com uma chance quatro vezes maior do que em qualquer outra noite do ano de serem mortas por atropelamento, enquanto andam pelo bairro no Halloween. Se você quer realmente deixar suas crianças a salvo, concentre-se em deixá-las bem visíveis para os motoristas e atentas quando atravessarem a rua, especialmente depois que escurecer.

O flúor na água é perigoso

Há sessenta anos, a cidade onde Rachel nasceu, Grand Rapids, em Michigan, tornou-se a primeira cidade do mundo a adotar a fluoração de todo o abastecimento de água local, o que significa que acrescentaram mais flúor ao teor dessa substância naturalmente presente em seus mananciais. Grand Rapids deu o exemplo, e milhares de outras comunidades desde então acrescentaram flúor ao seu abastecimento de água com o objetivo de elevar o nível dessa substância a um ponto ótimo, capaz de prevenir as cáries e a perda dos dentes. Dois terços da população dos Estados Unidos vivem em comunidades nas quais a água é fluorada, mas há quem diga que isso é mais um fator preocupante do que motivo de comemoração.

A Fluoride Action Network, uma organização dedicada a conscientizar as pessoas a respeito dos perigos do flúor, apresenta muitas razões contrárias à política de adição de flúor ao abastecimento de água. Entre suas alegações, apontam para o fato de o flúor representar benefícios mínimos quando é ingerido e não ser recomendado para bebês. Dizem que o flúor traz muitos riscos, inclusive para o cérebro, a tireoide e os ossos. Há outras afirmações ainda mais alarmistas, descrevendo o flúor como "veneno corrosivo". Os *websites* e publicações dessa rede contrária ao flúor na água afirmam ter "referências científicas" e "citações de especialistas" alertando para o fato de que o flúor na água não só não ajuda como ainda, o que é de fato preocupante, pode causar danos. Vejamos quais são essas evidências.

Em primeiro lugar, uma grande quantidade de indícios, acumulados há mais de sessenta anos, comprova a eficácia da fluoração da água. Alguns dos melhores estudos remontam ao início dessa prática porque era mais fácil, naqueles tempos, encontrar grupos de pessoas não expostas a fontes de flúor. Num estudo histórico, com quinze anos de duração, realizado em Grand Rapids, as crianças que receberam água com flúor desde o nascimento apresentaram de 50% a 63% menos problemas de degeneração dentária do que as crianças de outra cidade próxima, no estado de Michigan, que não bebiam água fluorada. Um estudo comparativo, conduzido em Newburgh, Nova York, constatou que crianças de 6 a 9 anos tinham 58% menos problemas de dentes do que as de uma cidade vizinha sem água fluorada, dez anos depois, e, quinze anos depois, 70% menos problemas. Uma enorme pesquisa nos Estados Unidos, com quase 40 mil crianças em idade escolar, comprovou que os índices de dentes estragados estavam diminuindo (provavelmente em virtude de dentifrícios e enxaguantes bucais de melhor qualidade, além de outros suplementos, todos contendo flúor). Mas, mesmo quando os cientistas controlaram todas as outras coisas às quais as crianças poderiam estar expostas, as que tinham água potável com flúor ainda apresentavam 25% menos cáries.

A comprovação de que o flúor funciona é inquestionável. Uma compilação dos resultados de 113 estudos em 23 países mostrou reduções em problemas dentais tanto em dentes de leite como nos permanentes. As pessoas com flúor na água tinham de 40% a 49% menos dentes de leite cariados e de 50% a 59% menos dentes permanentes cariados. Outra compilação de estudos, realizada de 1976 a 1987, constatou reduções de cáries de 15% a 60%, e os maiores benefícios ocorreram com os dentes de leite; os que já tinham dentes permanentes também registraram benefícios significativos. Uma terceira revisão sistemática da literatura analisou 214 estudos para definir se o flúor na água potável era eficaz. Essa revisão constatou que, combinando-se todos os 214 estudos, as crianças que tinham flúor na água potável tinham menos dentes cariados e eram mais propensas a não ter nenhum cárie que as crianças sem água potável fluorada. As 350 referências avaliadas por especialistas e compiladas pela Associação Americana de Dentistas (AAD), em sua publicação *Fluoride Facts*, também corroboram a eficiência do flúor na proteção dos dentes.

Naturalmente, não vale a pena prevenir as cáries colocando a sua saúde em risco de outras maneiras. Algumas pessoas se preocupam com a possibilidade de a água fluorada causar câncer, problemas de tireoide, distúrbios neurológicos, doenças do coração e outras intoxicações. O flúor é mesmo seguro? Mais uma vez, as evidências científicas atestam de maneira indubitável a segurança do acréscimo de flúor à água da comunidade. As revisões da segurança do flúor feitas pelo Instituto de Medicina, pelo Comitê de Alimentação e Nutrição, pelo Conselho Nacional de Pesquisa dos Estados Unidos, pelo Departamento de Saúde e Serviços Humanos, pelo Serviço de Saúde Pública e pela Organização Mundial de Saúde levaram todas à conclusão de que a suplementação com flúor é segura, eficiente e recomendada para o abastecimento de água dos municípios. Uma revisão sistemática, concluída em 2000, e publicada no *BMJ*, analisou 214 estudos sobre fluoração e não encontrou indícios de possíveis efeitos adversos, exceto a fluorose dental (sobre a qual falaremos daqui a pouco). As revisões periódicas, levadas a cabo a cada seis anos pela Agência de Proteção Ambiental (APE), continuam não identificando efeitos adversos relacionados com o flúor adicionado à água potável. Bons estudos científicos demonstram que beber água potável fluorada não aumenta o risco de fraturas do quadril. Mais de cinquenta pesquisas extremamente extensas não mostram nenhuma associação entre a fluoração e o risco de câncer. Um pequeno estudo dos anos 1950, com quinze pacientes portadores de hipertireoidismo, tentou usar grandes doses de flúor como tratamento para esse distúrbio e comprovou que alguns pacientes foram ajudados com essa terapêutica. Com base nisso, foram levantadas algumas suspeitas de que o flúor na água potável poderia ter efeitos adversos sobre a tireoide. Também neste caso, pesquisas científicas de muito melhor qualidade dizem que "não". Alguns estudos com água potável com níveis naturalmente elevados de flúor comprovaram que este não afeta o tamanho nem o funcionamento da tireoide, o que condiz com os resultados de pesquisas com animais. Além disso, duas pesquisas não identificaram nenhuma associação entre o nível de flúor na água e câncer de tireoide.

O Conselho Nacional de Pesquisa da Academia Nacional de Ciências endossa a conclusão de que beber água fluorada em nível ótimo não representa risco genético. Não existe associação documentada entre beber água fluorada e a síndrome de Down. Um psiquiatra, nos anos 1950, publicou dois estudos afirmando que os dois fatos estavam ligados, mas quatro pesquisas subsequentes não encontraram nenhuma ligação, e pesquisadores experientes observaram problemas significativos na metodologia de análise dos dados desse psiquiatra. Tampouco existem evidências científicas de aceitação geral estabelecendo uma ligação entre água fluorada e outros distúrbios neurológicos, inclusive o distúrbio de déficit de atenção.

Uma pesquisa, em que camundongos receberam flúor em dose 125 vezes maior que o teor adicionado à água servida à comunidade, concluiu que os animais evidenciaram algumas mudanças de comportamento. No entanto, esse estudo não contou com um grupo de controle para comparar os camundongos que beberam água fluorada com outros que não a tivessem bebido, e os cientistas que revisaram os resultados desse estudo concluíram que essa deficiência metodológica é significativa, o que impede que o estudo seja usado como base para conclusões sobre problemas supostamente causados pela água fluorada. Além disso, um levantamento ao longo de sete anos com bebês humanos, do nascimento aos 6 anos de idade, não encontrou efeitos da água fluorada na saúde e no comportamento das crianças, usando tanto avaliações das mães como dos professores.

Existe um problema que realmente pode decorrer de excesso de flúor na água: a fluorose dental. Consiste numa descoloração dos dentes que pode ocorrer quando a criança ingere mais flúor do que o recomendado. Num quadro de fluorose dental leve, os dentes ficam com pontos ou manchas brancas, mas nos quadros mais intensos podem ficar com uma mancha marrom permanente. Cerca de 10% dos casos de fluorose leve vistos em crianças provavelmente vêm da fluoração da água (embora os dentistas argumentem que esses pontinhos brancos são um preço pequeno a ser pago para não ter cáries nem perder os dentes, faltar na escola e assim por diante). O maior problema relacionado à fluorose é que às vezes as crianças têm o hábito de engolir a pasta de dentes. A fluorose é a razão pela qual a Associação Americana de Dentistas recomenda que as crianças com menos de 6 anos não usem mais do que uma dose de dentifrício do tamanho de um grão de ervilha. Supomos que as crianças pequenas acabarão engolindo a pasta de dente e, se engolem muito mais do que o equivalente a um grão de ervilha, provavelmente terão fluorose. A pasta dental contém um teor muito mais concentrado de flúor do que a água potável. A causa principal da fluorose, portanto, provavelmente é o hábito de engolir a pasta de dente, não beber água fluorada.

Muitos especialistas concluíram que o flúor é tanto benéfico como seguro na água potável de nossas cidades, e concordam que o risco de uma fluorose é muitíssimo menor que os benefícios da prevenção da perda de dentes. A AAD, o CCD (Centro de Controle e Prevenção de Doenças), a Associação Médica Americana (AMA) e o diretor de Saúde Pública emitiram declarações nas quais endossam a eficácia com que a adição de flúor à água combate os problemas dentais. Na realidade, o CCD declarou que a fluoração da água potável de uso público é uma das dez maiores conquistas da saúde pública do século XX. Nós concordamos. Grand Rapids teve mesmo uma grande ideia!

A maioria dos suicídios acontece perto das datas comemorativas

As datas comemorativas podem despertar o que há de pior em nós, mesmo quando nos reunimos com nossa família e amigos para comemorar. Talvez a culpa seja da grande pressão que essas ocasiões exercem sobre nós, para organizarmos festas, tomarmos diversas providências ou mesmo criarmos uma situação espetacular para os outros admirarem. Talvez nossa família nos deixe completamente enlouquecidos, num nível que só nossos entes mais queridos conseguem atingir. Ou pode ser que nos faltem amigos e parentes com quem celebrar essas datas, e nossa solidão fique muito mais acentuada quando esses dias especiais se aproximam. Além disso, a maioria dessas festas (no hemisfério norte) ocorre nos meses frios e escuros do inverno, quando se verifica que os índices de depressão ficam mais elevados. Sejam quais forem os motivos, faz sentido pensar que a maioria dos suicídios ocorre por volta do fim do ano do que em outras épocas do ano. Afinal de contas, esses feriados podem ser muito deprimentes para aqueles que perderam entes queridos ou que estão decepcionados consigo mesmos, em franco contraste com a animação dessas datas comemorativas. Com certa regularidade, a mídia tem noticiado uma ligação entre as festas de fim de ano e o aumento dos suicídios.

Embora a suposição popular seja que as festas de fim de ano são um fator de risco para suicidas em potencial, na realidade as pessoas não são mais propensas a se matar no final do ano do que em qualquer outra época do ano. Num estudo feito no Japão para analisar os suicídios ocorridos entre 1979 e 1994, o número dessas ocorrências era mais baixo nos dias próximos a datas especiais e mais alto nos dias seguintes. Por outro lado, num levantamento nos

Estados Unidos, o número de suicídios ao longo de um período de 35 anos não aumentou antes, durante ou após datas especias, como aniversário, Dia de Ação de Graças, Natal, Ano-Novo ou Dia da Independência dos Estados Unidos (4 de julho). Contudo, um pequeno levantamento com adolescentes numa outra região dos Estados Unidos de fato mostrou uma associação entre as datas nas quais os jovens tentaram suicídio e a ocorrência de datas especiais, com um pico de tentativas de suicídio no final do ano letivo. É muito curioso que, nos Estados Unidos, as consultas psiquiátricas diminuam antes do Natal e aumentem de novo em seguida. Os pesquisadores formularam a hipótese de que isso pode de fato refletir um aumento do apoio emocional e social durante as festas de fim de ano. O Centro de Controle de Doenças concluiu que as datas comemorativas não aumentam o risco de suicídios. Dados sobre suicídios na Irlanda, entre 1990 e 1998, também não puderam correlacionar suicídios e datas comemorativas. Embora as mulheres irlandesas sejam mais propensas a se matar perto do Natal do que em outros dias, os homens irlandeses se mostraram, de fato, significativamente menos inclinados a cometer suicídio nessas datas.

Além disso, as pessoas não são mais propensas a cometer suicídio no auge do inverno, com suas longas horas de escuridão e recolhimento forçado. No mundo todo, o auge de suicídios se dá nos meses mais quentes e, na realidade, atinge seu menor número no inverno. Esse padrão já havia sido relatado em 1897 pelo sociólogo Émile Durkheim, que descreveu como, na Europa, "os suicídios atingem o ponto máximo na época do bom tempo, quando a natureza está mais cordial e as temperaturas são as mais amenas". Na Finlândia, país de invernos longos e escuros, o maior número de suicídios é registrado no outono e, no inverno, atinge a menor marca do ano. Num estudo conduzido durante 30 anos, realizado na Hungria entre 1970 e 2000, os pesquisadores novamente constataram o auge de suicídios no verão e sua menor incidência no inverno. Também na Índia, estudos sobre o número de suicídios revelam pontos máximos em abril e maio (primavera). Nos Estados

Unidos, as pesquisas refletem esse mesmo padrão, registrando menores índices em novembro e dezembro do que durante os meses mais quentes.

Embora nosso objetivo seja o de desmantelar todo mito que encontrarmos, não é nossa intenção deixá-lo convencido de que os suicídios não acontecem em determinadas épocas do ano. O suicídio e a depressão que frequentemente o causa são acontecimentos terríveis em qualquer momento. Quer seja uma data especial ou não, no meio do inverno ou no auge de um verão ensolarado e luminoso, toda vontade de querer acabar com tudo ou de se matar deve ser levada a sério. Se você, ou alguém que você conhece, está alimentando esse tipo de pensamento, busque imediatamente ajuda profissional.

Mais mulheres são agredidas no dia do Super Bowl* do que em qualquer outro dia do ano

Em 1993, a rede de televisão NBC divulgou um anúncio de utilidade pública durante o Super Bowl que mostrava um homem sentado numa cela e os dizeres "Violência doméstica é crime". Mais ou menos na época em que esse anúncio foi ao ar, organizações de direitos humanos e agências de mídia estavam salientando os perigos da crescente violência doméstica no domingo do Super Bowl, usando dados de "ouvir dizer" ou até mesmo relatos completamente infundados para fundamentar suas alegações. Sem dúvida, a violência doméstica é crime e os esforços para despertar a consciência popular para esse problema devem continuar, mas a inserção desse anúncio pode ter consolidado uma crença sobre a ligação entre os jogos do Super Bowl e violência doméstica que já há algum tempo vem sendo difundida. Segundo essa crença, mais mulheres são agredidas no domingo do Super Bowl do que em qualquer outro dia no ano.

Por que esse dia – apelidado de "dia do terror" – seria tão ruim para a situação doméstica? Um experimento de laboratório de 1971 realmente constatou que assistir aos jogos de futebol americano aumentava a hostilidade dos espectadores, independentemente de o torcedor ter visto seu time ganhar ou perder. Além disso, o horário noturno do jogo e o consumo de álcool foram ambos correlacionados com um aumento na violência doméstica (e o Super Bowl de fato em geral acontece à noite e costuma estar associado ao consumo de bebidas alcoólicas).

Em 1993, um repórter do *Washington Post* tentou desmistificar essa ideia do dia do terror, revelando que o mito do aumento da

---

* Nome que se dá à final do torneio de futebol americano promovido pela NFL (Liga Nacional de Futebol Americano) nos Estados Unidos. (N. do E.)

violência doméstica se baseava apenas em relatos boca a boca ou em comentários de especialistas que negavam tê-los feito ou que assumiam não tê-los feito com base em dados científicos. Por outro lado, diversos especialistas se dispuseram a declarar para essa matéria do *Washington Post* que a violência doméstica não parecia ser significativamente maior no domingo do Super Bowl em comparação com os demais dias do ano. Durante a controvérsia de 1993, diversos especialistas afirmaram que nenhuma boa pesquisa científica nacionalmente representativa tinha de fato chegado a avaliar alguma possível relação entre o futebol americano (e o Super Bowl em especial) e a violência doméstica. Em contraste com isso, pesquisas menores sugerem que a vitória do time da cidade num jogo de futebol americano não tem correlação com um aumento significativo no número de mulheres atendidas nos prontos-socorros de hospitais, e que os jogos de futebol americano não estão significativamente associados com homicídios ou interações conjugais agressivas.

Em 2000, dois pesquisadores estudaram dados do departamento de polícia de Los Angeles referentes ao período entre 1993 e 1995 para determinar se haveria alguma tendência relacionada ao momento das ligações para a polícia por problemas de violência doméstica, e se essas ligações estariam ou não relacionadas de alguma maneira com eventos esportivos. Eles não encontraram nenhuma associação estatisticamente significativa entre atendimentos policiais por violência doméstica e jogos de futebol americano profissional. Na realidade, nesse estudo, as ocorrências policiais diminuíam um pouco durante a temporada esportiva e o Super Bowl nunca foi o dia do terror. Em 2003, os pesquisadores da Universidade de Indiana realizaram um estudo mais rigoroso para examinar a relação entre jogos de futebol americano e violência doméstica, contando com dados da polícia sobre chamados de violência doméstica relativos a catorze cidades no período de 1996 a 2001. Reuniram no total dados de 24.012 dias de violência doméstica, incluindo 1.108 dias em que houve jogos da Liga Nacional de Futebol (NFL). A existência de um jogo de futebol afetou apenas marginalmente os índices de violência doméstica, denunciando uma ligação pequena – mas estatisticamente significativa – entre o jogo de um time local e o aumento de incidentes de violência doméstica naquela cidade. O que pareceu mais significativo foi a expectativa quanto a se o time ia perder ou ganhar. O número de casos de violência doméstica era inversamente proporcional à classificação do time no campeonato. Isso quer dizer que, se era esperado que o time perdesse, então havia mais ocorrências policiais de violência doméstica no dia do jogo, independentemente de o time de fato ganhar ou perder. Isso sugere que as emoções e a ansiedade por conta do jogo podem ter mais a ver com um eventual incremento da violência doméstica do que apenas a ocorrência do jogo em si.

O estudo de Indiana mostrou também um aumento no número de ligações por violência doméstica no domingo do Super Bowl, mas esse aumento era equiparado ao incremento de ligações por violência doméstica em todos os outros feriados, exceto o Dia dos Namorados e o Halloween. A violência doméstica é mais comum nos feriados, incluindo o domingo do Super Bowl, mas este dia não é nem um pouco mais aterrorizante, nesse sentido, do que o Natal ou o Dia de Ação de Graças. O dia do Super Bowl não se revelou o pior do ano para as mulheres. Além disso, o aumento da agressão conjugal provavelmente teve mais a ver com outras coisas que acontecem nos finais de semana e feriados, como preparativos e planejamentos estressantes e consumo de álcool – do que propriamente com alguma coisa especificamente ligada ao futebol americano.

Medicamentos novos são sempre melhores

Nossa sociedade é viciada em drogas medicamentosas. Praticamente todas elas são legais e normalmente não abusamos delas, mas queremos desesperadamente usá-las. O problema é que muitos dos novos medicamentos que tomamos não são melhores que os mais antigos e mais baratos. Como os novos medicamentos são quase sempre mais caros, estamos desperdiçando dinheiro. Em alguns casos, até, os medicamentos antigos eram na verdade melhores, o que significa que estamos gastando mais e recebendo menos em troca. Ainda pior é que os novos medicamentos às vezes nem são efetivamente "novos", o que torna sua fabricação e comercialização, no mínimo, suspeitas.

Queremos começar aqui com uma advertência. Não detestamos as empresas farmacêuticas. Não detestamos as pessoas que trabalham para elas. Nem detestamos os medicamentos. Na realidade, nós dois, como médicos clínicos que somos, somos testemunhas de que os medicamentos salvam vidas, melhoram a saúde e tornam a vida diária incrivelmente mais tranquila. Mas isso não quer dizer que a indústria farmacêutica tenha passe livre.

Em geral, medicamentos completamente novos entram no mercado ancorados por pesada campanha publicitária, à base de pesquisas que comprovariam sua eficácia. O problema é que, para obter a aprovação da Food and Drug Administration, as empresas farmacêuticas só precisam provar que o medicamento é mais eficaz do que um placebo. É isso mesmo: *eficaz* não quer dizer melhor do que aquilo que já existe; significa "melhor do que nada". E frequentemente, a menos que uma empresa farmacêutica pague por uma comparação entre drogas equivalentes, esse tipo de pesquisa simplesmente não ocorre.

Muito raramente, porém, são feitos estudos dessa natureza. O maior e melhor deles foi o teste do tratamento contra hipertensão e de diminuição dos lipídios para a contenção de ataques cardíacos (ALLHAT). As drogas para pressão arterial alta têm a função de reduzir o risco de complicações ou morte causadas por doenças coronarianas ou outros tipos de distúrbios cardiovasculares. Havia tantas drogas entre as quais escolher para essa pesquisa (cada uma a um preço) que o Instituto Nacional de Coração, Pulmões e Sangue (NHLBI) organizou e custeou um teste randomizado e controlado para descobrir qual era melhor. Foi um estudo enorme, que cobriu 623 centros de atendimento nos Estados Unidos, Canadá, Porto Rico e Ilhas Virgens, entre 1994 e 1998, incluindo mais de 33 mil participantes. Os pacientes foram medicados com uma entre quatro drogas:

- amlodipina, bloqueador da entrada do cálcio
- doxazosina, alfabloqueador para hipertensão
- lisinopril, inibidor de enzimas conversor de angiotensão
- clortalidona, um diurético

O diurético era a droga mais antiga das quatro e de longe a mais barata. Entretanto, ao final do estudo, os resultados foram claros. Esse diurético antigo e barato foi significativamente melhor para prevenir pelo menos os principais tipos de doença cardiovascular do que as outras drogas, mais novas. Como o diurético também era significativamente menos dispendioso, deveria ser a droga preferencial no início do tratamento da pressão arterial alta. Mas não era.

As outras drogas eram tentativas bem-intencionadas de criar novas moléculas para tratar uma doença crônica. Entretanto, em muitos outros casos, os medicamentos novos são apenas "mudanças" ardilosas de remédios velhos, dos quais não se espera que sejam melhores do que já são. (Alerta: a seguir temos um trecho um pouco complicado! Por favor, nos perdoe pela aula de química ou simplesmente pule dois parágrafos, se ficar muito aborrecido.) Quando se geram medicamentos por meio de síntese orgânica, criam-se moléculas em espelho. Assim, se é criado o medicamento D, no estágio final teremos metade D e metade D' (a imagem especular de D). Essa molécula em espelho geralmente é inerte e não tem efeito sobre a droga ou sobre quem a ingere, mas permanece na composição final porque sua remoção envolve uma despesa adicional.

Há alguns anos, as empresas farmacêuticas tiveram uma ideia luminosa. Se retirassem a parte inerte do medicamento, a molécula em espelho, poderiam alegar ter criado uma nova droga!

Estão pensando que isso é incomum? Já ouviram falar do Nexium ("a pílula escarlate")? Nexium é simplesmente Prilosec com a molécula em espelho removida. E o Prilosec é um medicamento genérico eficaz contra a azia. O Prilosec é P + P'; o Nexium é só P. Não há razão alguma para crer que quantidades equivalentes das duas drogas não sejam a mesma coisa, e as pesquisas sustentam essa afirmação. Quatro estudos de comparação entre os dois medicamentos confrontaram 20 mg de Prilosec contra 20 mg ou 40 mg de Nexium. Mas lembre-se de que metade do Prilosec é P' (enchimento)! Sendo assim, esses estudos na verdade compararam 10 mg de P com 20 mg ou 40 mg de P. Mais não é melhor? Poderíamos pensar que sim, mas isso mal se verificou e, mesmo assim, somente em metade das pesquisas. E é óbvio que nenhum dos anúncios disse que o paciente teria o mesmo benefício apenas tomando mais Prilosec.

A AstraZeneca, fabricante do Nexium e do Prilosec, não é a única empresa farmacêutica a fazer isso. O Lexapro é "metade" do Celexa (Forest Pharmaceuticals). O Nuvigil é "metade" do Provigil (Cephalon). O Xyzal (Sanofi-Aventis) é "metade" do Zyrtec (Pfizer). A Lunesta é "metade" do Imovane (Sepracor). A Levaquina é "metade" da Floxina (Ortho-McNeil Pharmaceutical). A Focalina é "metade" da Ritalina (Novartis Pharmaceuticals) – e assim por diante. Na verdade, desde 1990 a proporção dessas "meias" drogas, dentre as novas drogas aprovadas no mundo todo, tornou-se maior do que a metade dos novos medicamentos aprovados.

E esses não são nem os piores casos de transgressão. Nestes, as empresas farmacêuticas mudam apenas a cor da pílula! O Sarafem, vendido pela Lilly para o distúrbio pré-menstrual dismórfico, é *exatamente a mesma molécula* que existe no Prozac. A única diferença, além do preço, é que o Prozac tem cor verde e o Sarafem é cor-de-rosa. Só isso. Não há motivo pelo qual não comprar o genérico de Prozac (Fluoxetina), que é mais barato, e depois pintar de cor-de-rosa a drágea para obter exatamente o mesmo efeito. Ou você pode acreditar no mito e continuar jogando dinheiro fora.

Vacinas causam autismo

Não temos nenhuma intenção de minimizar o impacto do autismo na família e na vida das crianças afetadas por essa doença. Não pretendemos dissuadir ninguém de fazer pesquisas sobre as causas do autismo e sobre a razão pela qual esse distúrbio parece ter se tornado mais comum nos últimos anos. Entretanto, temos de acreditar no que a ciência nos diz, mesmo quando não gostamos de seus resultados. A boa ciência se baseia em princípios e métodos amplamente aceitos. Relatos de "ouvir dizer" não são pesquisa. Acredite quando dizemos que não temos um amor desmedido pela indústria farmacêutica, assim com não temos nenhum interesse especial em defender os programas de vacinação. Este livro é, em si, um testemunho de nosso ceticismo diante da sabedoria popularmente aceita. Neste caso, porém, a sabedoria convencional parece correta. A ciência não comprova a existência de uma ligação entre vacinas e autismo.

O mito de que as vacinas causam autismo teve início em 1998, quando um artigo foi publicado no *The Lancet* a respeito do acompanhamento dos casos de doze crianças com regressão do desenvolvimento e sintomas gastrintestinais como diarreia ou dores estomacais. Dessas, nove tinham autismo, e os pais de oito delas acreditavam que os sintomas da doença tinham aparecido após terem dado a seus filhos a vacina tríplice viral, que imuniza contra sarampo, cachumba e rubéola. Essas observações não constituíram um estudo randomizado e controlado, nem mesmo um estudo científico. Tratavam apenas de descrever um pequeno grupo de crianças. Para dizer a verdade, é difícil imaginar que hoje um artigo desses seja publicado pelo *The Lancet*. A partir das opiniões desses oito casais, uma onda histérica de medo de que as vacinas causassem autismo se espalhou no decorrer da última década. Além disso, a preocupação com a possibilidade de as vacinas desencadearem o autismo torna-se mais intensa com a coincidência de alguns fatos. Sabemos que nós, humanos, tentamos compreender as coisas enxergando padrões no mundo. Quando vemos uma doença que tende a aparecer mais ou menos quando a criança tem 1 ano (como é o caso do autismo), época em que a população infantil recebe certos tipos de vacinas, nosso cérebro humano quer correlacionar essas coisas.

Porém, o fato de duas coisas acontecerem ao mesmo tempo não significa que uma cause a outra. É por isso que precisamos de estudos científicos cuidadosos que nos permitam responder a questões importantes como essa. Na última década foram realizados muitos estudos assim, os quais acabaram contradizendo a hipótese de que as vacinas causam autismo. Dentre essas pesquisas, queremos citar as seguintes:

• em 1999, um estudo publicado no *The Lancet* descreveu quase quinhentas crianças com autismo nascidas na Inglaterra após 1989. Não foi encontrada nenhuma diferença entre as crianças vacinadas e as não vacinadas quanto à idade em que receberam o diagnóstico de autistas. Isso significa que ou não existe ligação entre a vacina tríplice viral e o autismo, ou essa ligação é tão fraca que não pode ser detectada numa amostra grande de crianças autistas;
• um estudo de 2001, que apareceu no *JAMA* (*Journal of the American Medical Association*), descrevia dados de mais de 10 mil crianças em idade pré-escolar da Califórnia, de 1980 a 1994. A incidência de autismo ao longo desse período (calculada a partir dos índices de natalidade da Califórnia) aumentou de 44 para 208 por 100 mil nascimentos, ou seja, um incremento de 373%. Já o aumento de crianças que receberam a vacina tríplice viral foi de 72% para 82%, um crescimento muito menor, da ordem de 10%. Assim, o aumento relativamente diminuto no número de crianças protegidas com a vacina tríplice viral é muito pequeno para ser responsável pelo aumento significativo nos casos de autismo;

- uma pesquisa de 2002, publicada pelo *New England Journal of Medicine*, colheu dados de crianças nascidas na Dinamarca entre 1991 e 1998. Isso significa que obtiveram informações sobre mais de 530 mil nascimentos nesse período. Os pesquisadores não conseguiram encontrar nenhuma associação entre o desenvolvimento do autismo e a idade da vacinação, com o intervalo desde a vacinação, ou mesmo com a data da vacinação; (Queremos salientar que estamos aqui falando de dados a respeito de 530 mil crianças, cientificamente estudadas, em contraste com a opinião de oito pais e mães!)
- em 2005, uma revisão sistemática de estudos sobre a eficácia e os efeitos inadvertidos da vacina tríplice viral foi publicada pelo Cochrane Database [Centro Cochrane]. Os cientistas identificaram 139 estudos potenciais, dos quais 31 atendiam aos critérios de sua revisão. Após uma minuciosa análise desses estudos, mesmo que a vacina tríplice viral pudesse estar associada com alguns efeitos colaterais ou com outros problemas, não foram encontradas evidências de correlação entre a vacina e o autismo.

Mesmo diante de uma esmagadora quantidade de provas em contrário, as pessoas ainda alegam que a questão da influência das vacinas sobre o autismo continua em aberto. O caso recente de Hannah Poling reacendeu novamente os debates. Hannah é portadora de uma deficiência intrínseca da enzima mitocondrial e teve uma encefalopatia causada – na opinião dos pais – pelas vacinas. Essa encefalopatia provocou o aparecimento de sintomas de longo prazo incluídos no espectro do autismo. Após muitos esforços, o Programa de Compensação por Danos Causados por Vacinas, uma iniciativa do governo responsável por indenizar aqueles pais que sofrem complicações advindas da vacinação, concordou em apreciar o caso de Hannah. Essa decisão não foi baseada em nenhum dado concreto. *Ainda* não existe um corpo consistente de indícios científicos que corrobore aquela crença. Porém, o fato de esse Programa ter concordado em apreciar o caso foi divulgado por alguns meios de comunicação como uma concessão que o governo fazia à hipótese de o autismo ser causado por uma vacina. Para refutar essa ideia, após uma coletiva de imprensa para discutir o caso, Julie Gerberding, diretora do Centro de Controle de Doenças, disse: "O governo não fez absolutamente nenhuma declaração indicando que as vacinas sejam a causa do autismo... esta é uma caracterização completamente indevida dos dados deste caso e uma caracterização completamente indevida de todo o corpo de dados científicos à nossa disposição atualmente."

Essas decisões continuam a alimentar os esforços daqueles que creem numa associação entre autismo e vacinação, mesmo diante de um imenso volume de provas em contrário. Infelizmente, ao contrário do que ocorre com muitos outros mitos descritos neste livro, a crença nesse mito em particular pode acarretar consequências potencialmente graves para a saúde das crianças. Desde o início dessa controvérsia, muitos pais decidiram não imunizar seus filhos. Como resultado dessa atitude, mais e mais pessoas estão contraindo as doenças que essas vacinas preveniriam, em alguns casos com resultados altamente destrutivos. As crianças podem ficar seriamente doentes quando pegam sarampo, cachumba ou rubéola. Às vezes, podem até morrer. Rachel trabalha no Quênia boa parte do ano, e rotineiramente atende a crianças muito doentes justamente por não terem sido vacinadas. Essas doenças ainda ocorrem com muita frequência e, com as pessoas viajando cada vez mais, tanto crianças como adultos de qualquer país podem ser expostos a elas. Pelo menos 2 milhões de pessoas de todas as faixas etárias morrem a cada ano devido a doenças que poderiam ter sido prevenidas com as vacinas já existentes.

Lembre-se: essa controvérsia toda começou há dez anos com um artigo que descrevia a opinião pessoal dos pais de oito crianças com autismo. Desde então, dez dos doze autores desse artigo já se retrataram pública e profissionalmente pelo teor do artigo original e refutaram a suposição de que a vacina tríplice viral cause autismo. Essa é uma ocorrência rara na literatura médica. O décimo primeiro autor não pôde ser contatado antes da divulgação dessa retratação, em 2004, e o décimo segundo autor – o líder da equipe que publicou o artigo original – foi recentemente alvo de uma investigação por violar o código de ética e ter acobertado conflitos de interesse na condução da pesquisa original.

Imagine como o nosso mundo seria diferente se esse pequeno estudo não tivesse sido publicado.

Termos difíceis de pesquisa que você vai encontrar neste livro

- *Associação*. Ocorre quando se demonstra que uma coisa está ligada a outra, mas não é necessariamente sua causa. Não é o mesmo que *causação*.
- *Causação*. Acontece quando se provou de maneira absolutamente positiva que uma coisa é a real razão de outra coisa acontecer. A causação só pode ser provada com um *estudo randomizado controlado*.
- *Centro Cochrane*. Banco de dados público de *revisões sistemáticas* e *meta-análises* de alta qualidade.
- *Clinicamente significativo*. Diz-se de um subconjunto de resultados *estatisticamente significativos* que também têm significado na vida real.
- *Estatisticamente significativo*. Uma associação ou causação que, por meio de cálculos matemáticos, provou ter alta probabilidade de ser verdadeira. Difere do *clinicamente significativo*, pois pode não ser significativa na vida real.
- *Estudo cego*. Estudo em que os sujeitos experimentais e/ou os pesquisadores só ficam sabendo a que tratamento são submetidos depois que o trabalho é concluído.
- *Estudo controlado com placebo*. Nos estudos bem elaborados, um grupo recebe um tratamento falso – placebo – a fim de ocultar quais pessoas estão passando pela intervenção e quais não estão recebendo nada.
- *Estudo controlado de caso*. Nesse tipo de pesquisa é usado o *pareamento* para comparar pessoas com e sem determinadas características ou condições a fim de verificar se tais características ou condições estão *associadas*.
- *Estudo de coorte*. Estudo que geralmente acompanha grandes grupos de pessoas ao longo de um período longo para verificar o que acontece com elas, sem interferir em suas condições.

- *Estudo randomizado*. No melhor tipo de pesquisa, as pessoas são escolhidas "randômica" ou aleatoriamente para os tratamentos metodológicos previstos. São os chamados *estudos randomizados*.
- *Estudo randomizado controlado*. É o mesmo que estudo *randomizado* e *controlado com placebo*. É o único tipo de investigação capaz de provar a causação.
- *Meta-análise*. Tipo especial de *revisão sistemática* que usa a estatística para combinar os resultados de todos os estudos incluídos.
- *Pareamento*. Num *estudo controlado de caso*, diferentes tipos de pessoas são pareadas entre si com base em características pré-escolhidas, como idade ou sexo.
- *Revisão sistemática*. Compilação formalizada, usando métodos científicos documentados, de todos os estudos relevantes sobre determinado tópico.

Referências bibliográficas

PARTE I: "OLHA SÓ O TAMANHO DOS PÉS DELE!" MITOS SOBRE O CORPO HUMANO

Homens com pés grandes têm pênis grande

1. Cobb, J. e D. Duboule. 2005. Comparative analysis of genes downstream of the Hoxd cluster in developing digits and external genitalia. *Development* 132 (13):3055-67.
2. Edwards, R. 1998. "Definitive penis size survey (2nd)." http://www.sizesurvey.com/result.html (Acessado: 31 de março de 2008).
3. Furr, K. 1991. Penis size and magnitude of erectile change as spurious factors in estimating sexual arousal. *Annals of Sex Research* 4 (3): 265-79.
4. Gebhard, P. e A. Johnson. 1979/1996. *The Kinsey Data: Marginal Tabulations of the 1938-1962 Interviews Conducted by the Institute for Sex Research.* Reimpressão, ed. Bloomington, Indiana: Indiana University Press.
5. Lee, P. A. 1996. Survey report: concept of penis size. *Journal of Sex and Marital Therapy* 22 (2):131-35.
6. Shah, J. e N. Christopher. 2002. Can shoe size predict penile length? *BJU Int* 90 (6):586-87.
7. Siminoski, K. e J. Bain. 2004. The relationships among height, penile length, and foot size. *Sexual Abuse: A Journal of Research and Treatment* 6 (3):231-35.
8. Spyropoulos, E., D. Borousas, S. Mavrikos, A. Dellis, M. Bourounise S. Athanasiadis. 2002. Size of external genital organs and somato metric parameters among physically normal men younger than 40 years old. *Urology* 60 (3):485-89.

As pessoas só usam 10% da capacidade do cérebro

1. Baranaga, M. 1997. New imaging methods provide a better view into the brain. *Science* 276:1974-1976.

2. Beyerstein, L. 1999. Whence cometh the myth that we only use ten percent of our brains? In *Mind-Myths: Exploring Popular Assumptions About the Mind and Brain,* editado por S. Della Sala. Indianapolis, IN: John Wiley and Sons.
3. Carnegie, D. 1944. *How to Stop Worrying and Start Living.* Nova York: Simon and Schuster.
4. Damasio, H. e A. R. Damasio, 1989. *Lesion Analysis in Neuropsychology.* Nova York: Oxford University Press.
5. Gazzaniga, M. 1989. Organization of the human brain. *Science* 245:947-52.
6. Langa, K. M., E. B. Larson, J. H. Karlawish, D. M. Cutler, M. U. Kabeto, S. Y. Kim e A. B. Rosen. 2008. Trends in the prevalence and mortality of cognitive impairment in the United States: is there evidence of a compression of cognitive morbidity? *Alzheimer's and Dementia* 4 (2):134-44.
7. Marden, O. S. 1909. *Peace, Power, and Plenty.* Nova York: Thomas Y. Cromwell.
8. Marden, O. S. 1917. *How to Get What You Want.* Nova York: Thomas Y. Cromwell.
9. Marg, E., J. E. Adams e B. Rutkin. 1968. Receptive fields of cells in the human visual cortex. *Experientia* 24:348-50.
10. Petersen, S. E., P. T. Fox, A. Z. Snyder e M. E. Raichle. 1990. Activation of extrastriate and frontal cortex areas by visual words and word-like stimuli. *Science* 249:1041-44.
11. Roland, P. E. 1993. *Brain Activation.* Nova York: Wiley-Liss.
12. Rosner, B. S. 1974. Recovery of function and localization of function in historical perspective. In *Plasticity and Recovery of Function in the Central Nervous System,* editado por Stein, D. G., H. Rosen e N. Butters. Nova York: Academic Press.
13. Sacks, O. 1985. *The Man Who Mistook His Wife for a Hat and Other Clinical Tales.* Nova York: Summit Books.

Pelos e unhas continuam crescendo depois que a pessoa morre

1. Christoph, T., S. Muller-Rover, H. Audring, D. J. Tobin, B. Hermes, G. Cotsarelis, R. Ruckert e R. Paus. 2000. The human hair follicle immune system: cellular composition and immune privilege. *British Journal of Dermatology* 142 (5):862-73.
2. Maple, W. e M. Browning. 1994. *Dead Men Do Tell Tales*. Nova York: Doubleday.
3. Paus, R. e G. Cotsarelis. 1999. The biology of hair follicles. *New England Journal of Medicine* 341 (7):491-97.
4. Remarque, E. M. e A. W. Wheen. 1929. *All Quiet on the Western Front*. Boston: Little, Brown, and Company.
5. Snopes.com, "Fingernails grow after death." http:// www.snopes.com/science/nailgrow.asp (Acessado: 11 de junho de 2008).

Se você raspar seus pelos, eles vão crescer mais depressa, mais escuros e mais grossos

1. Lynfield, Y. L. e P. Macwilliams. 1970. Shaving and hair growth. *Journal of Investigative Dermatology* 55 (3):170-2.
2. Paus, R. e G. Cotsarelis. 1999. The biology of hair follicles. *New England Journal of Medicine* 341 (7):491-97.
3. Saitoh, M., M. Uzuka e M. Sakamoto. 1970. Human hair cycle. *Journal of Investigative Dermatology* 54 (1):65-81.
4. Trotter, M. 1928. Hair growth and shaving. *Anatomical Record* 37 (dezembro): 373-79.
5. Trueb, R. M. 2002. Causes and management of hypertrichosis. *American Journal of Clinical Dermatology* 3 (9):617-27.

Se você arranca um fio de cabelo branco, nascem dois em seu lugar

1. Tobin, D. J. e R. Paus. 2001. Graying: gerontobiology of the hair follicle pigmentary unit. *Experimental Gerontology* 36 (1):29-54.
2. Wolff, K. e L. A. Goldsmith, S. I. Katz, B. A. Gilchrest, A. S. Paller, D. J. Leffell (Eds.) 2008. *Fitzpatrick's Dermatology in General Medicine (7th Edition)*. Nova York: McGraw-Hill Professional.

Você vai prejudicar sua visão se ler no escuro

1. Fredrick, D. R. 2002. Myopia. *British Medical Journal* 324 (7347): 1195-99.
2. Goto, E., Y. Yagi, Y. Matsumoto e K. Tsubota. 2002. Impaired functional visual acuity of dry eye patients. *American Journal of Ophthalmology* 133 (2):181-86.
3. Howstuffworks. "Does reading in low light hurt your eyes?" http://science.howstuffworks.com/question462.htm (Acessado: 11 de junho de 2008).
4. Kirkwood, B. J. 2006. Why do humans blink? A short review. *Insight* 31 (3):15-17.
5. NineMSN. "Does reading in dim light ruin your eyes?" http://5.NineMSN. "Does reading in dim light ruin your eyes?" http://health.ninemsn.com.au/article.aspx?id=113116 (Acessado: 11 de junho de 2008).
6. Rubin, M. L. e L. A. Winograd. 2003. *Taking Care of Your Eyes: A Collection of Patient Education Handouts Used by America's Leading Eye Doctors*. Gainesville, FL: Triad Publishing Company.
7. Sheedy, J. E., S. Gowrisankaran e J. R. Hayes. 2005. Blink rate decreases with eyelid squint. *Optometry and Vision Science* 82 (10):905-11.

Se você não fechar os olhos quando espirra, eles vão saltar das órbitas

1. Burst an eyeball in sneezing. 1882. *The New York Times*, 30 de abril de 1882.
2. *MythBusters*, Episódio 84: "Viewers' Choice Special." http://mythbustersresults.com/episode84 (Acessado: 20 de maio de 2008).

Uma pessoa engole em média até oito aranhas por ano

1. Gilmore B. "Chances of eating a spider while asleep." http://www.brownreclusespider.org/eating-spider-while-asleep.htm (Acessado: 9 de maio de 2008).
2. Gilmore B. "Eating spiders while asleep myth." http://www.brownreclusespider.org/eating-spiders-while-asleep-myth.htm (Acessado: 9 de maio de 2008).

3. Holst L. B. Reading is believing. *PC Professional.* 7 de janeiro de 1993 (71).
4. Spiderzrule. "Questions and Answers." http://www.spiderzrule.com/answers.htm (Acessado: 9 de maio de 2008).

Se você for picado por uma abelha, deve extrair o ferrão

1. Speed overrides method in bee stinger removal. 1997. *AAP News* 13(6):16.
2. Visscher, P. Kirk, Richard S. Vetter e Scott Camazine. 1996. Removing bee stings. *The Lancet* 348 (9023):301-2.

É preciso evacuar pelo menos uma vez por dia

1. Benninga, M., D. C. Candy, A. G. Catto-Smith, G. Clayden, V. Loening-Baucke, C. Di Lorenzo, S. Nurko e A. Staiano. 2005. The Paris consensus on childhood constipation terminology (PACCT) group. *Journal of Pediatric Gastroenterology and Nutrition* 40 (3):273-75.
2. Evaluation and treatment of constipation in infants and children: recommendations of the North American Society for Pediatric Gastroenterology, Hepatology and Nutrition. 2006. *Journal of Pediatric Gastroenterology and Nutrition* 43 (3):e1-13.
3. ROME Foundation. "Diagnostic criteria for functional gastrointestinal disorders." http://www.romecriteria.org/documents/Rome_II_App _A.pdf (Acessado: 9 de maio de 2008).

Sua urina deve ser quase transparente

1. Bulloch, B., J. C. Bausher, W. J. Pomerantz, J. M. Connors, M. Mahabee-Gittens e M. D. Dowd. 2000. Can urine clarity exclude the diagnosis of urinary tract infection? *Pediatrics* 106 (5):E60.
2. Valtin, H. 2002. "Drink at least eight glasses of water a day." Really? Is there scientific evidence for "8 × 8"? *American Journal of Physiology--Regulatory, Integrative and Comparative Physiology* 283 (5):R993--1004.

É possível enganar o teste do bafômetro

1. CANOE. "CNEWS – Weird News: Potty-mouth man can't fool science." http://cnews.canoe.ca/CNEWS/WeirdNews/2005/03/30/976892sun.html (Acessado: 12 de maio de 2008).
2. Discovery Channel. "Beat the Breath Test – MythBusters Wiki." http://mythbusters-wiki.discovery.com/page/Beat the Breath Test (Acessado: 12 de maio de 2008).
3. Sutton, L. R. 1989. Evidential breath ethanol analyzers, accuracy and sensitivity to breath acetone. *Blutalkohol* 26 (1):15-27.
4. Worner, T. M. e J. Prabakaran. 1985. The accuracy of breath alcohol analysis using the breathalyzer. *Alcohol and Alcoholism* 20 (3):349-50.

Velas de citronela espantam pernilongos

1. Fradin, Mark S. e John F. Day. 2002. Comparative efficacy of insect repellents against mosquito bites. *New England Journal of Medicine* 347 (1):13-8.
2. Lindsay, L. R., G. A. Surgeoner, J. D. Heal e G. J. Gallivan. 1996. Evaluation of the efficacy of 3% citronella candles and 5% citronella incense for protection against field populations of Aedes mosquitoes. *Journal of the American Mosquito Control Association* 12 (2 Pt 1):293-94.
3. Roberts, J. R. e J. R. Reigart. 2004. Does anything beat DEET? *Pediatric Annual* 33 (7):443-53.

Pernilongos que zumbem não picam

1. National Biological Information Infrastructure. "Mosquito control and West Nile virus: Mosquitoes 101." http://westnilevirus.nbii.gov/mosquitoes.html (Acessado: 21 de novembro de 2008).
2. Turpin, T. "In mosquitoes, the lady is a vamp." http://www.agriculture.purdue.edu/agcomm/newscolumns/archives/OSL/2003/June/030612OSLhtml.htm. (Acessado: 21 de novembro de 2008).

Nunca se deve acordar um sonâmbulo

1. Guilleminault, C., L. Palombini, R. Pelayo e R. D. Chervin. 2003. Sleepwalking and sleep terrors in prepubertal children: what triggers them? *Pediatrics* 111 (1):e17-25.
2. Masand, P., A. Popli e J. B. Weilburg. 1995. Sleepwalking. *American Family Physician* 51 (3):649-54.
3. Ohayon, M. M., C. Guilleminault e R. G. Priest. 1999. Night terrors, sleepwalking, and confusional arousals in the general population: their frequency and relationship to other sleep and mental disorders. *Journal of Clinical Psychiatry* 60 (4):268-76.

PARTE II: "VOCÊ QUER PEGAR UMA PNEUMONIA?" MITOS SOBRE COMO PEGAMOS E TRATAMOS DOENÇAS

Tempo frio ou úmido faz mal para a saúde

1. Eccles, R. 2002. Acute cooling of the body surface and the common cold. *Rhinology* 40 (3):109-14.
2. Eccles, R. 2002. An explanation for the seasonality of acute upper respiratory tract viral infections. *Acta Oto-Laryngologica* 122 (2):183-91.
3. Johnson, C. e R. Eccles. 2005. Acute cooling of the feet and the onset of common cold symptoms. *Family Practice* 22 (6):608-13.

Você pode desenvolver hérnia se levantar peso

1. Pathak, S., and G. J. Poston. 2006. It is highly unlikely that the development of an abdominal wall hernia can be attributable to a single strenuous event. *Annals of the Royal College of Surgeons of England* 88 (2):168-71.
2. Smith, G. D., D. L. Crosby e P. A. Lewis. 1996. Inguinal hernia and a single strenuous event. *Annals of the Royal College of Surgeons of England* 78 (4):367-68.

Você pode "pegar" de alguém a erupção cutânea causada pelo sumagre venenoso

1. American Academy of Dermatology. "Poison ivy, oak & sumac." http://www.aad.org/public/publications/pamphlets/skin_poison.html (Acessado: 15 de maio de 2008).
2. Lee, N. P. e E. R. Arriola. 1999. Poison ivy, oak, and sumac dermatitis. *West Journal of Medicine* 171 (5-6):354-55.

Deve-se aplicar manteiga nas queimaduras

1. American Academy of Pediatrics. "AAP parenting corner Q & A: burns." http://www.aap.org/publiced/BR_FireSafety_Burns.htm (Acessado: 21 de maio de 2008).
2. Tiernan, E. e A. Harris. 1993. Butter in the initial treatment of hot tar burns. *Burns* 19 (5):437-38.

Se você é alérgico, só pode ter cachorro de pelo curto ou que não solte muitos pelos

1. American Academy of Allergy, Asthma, and Immunology. "Allergy & asthma disease management center: ask the expert." http://www.asthmacasestudies.org/aadmc/ate/category.asp?cat=993 (Acessado: 15 de maio de 2008).
2. Lindgren, S., L. Belin, S. Dreborg, R. Einarsson e I. Pahlman. 1988. Breed-specific dog-dandruff allergens. *Journal of Allergy and Clinical Immunology* 82 (2):196-204.
3. Ramadour, M., M. Guetat, J. Guetat, M. El Biaze, A. Magnan e D. Vervloet. 2005. Dog factor differences in Can f 1 allergen production. *Allergy* 60 (8):1060-64.

A boca de um cachorro é mais limpa do que a de um ser humano

1. Callaham, M. 1988. Controversies in antibiotic choices for bite wounds. *Annals of Emergency Medicine* 17 (12):1321-30.

2. Griego, R. D., T. Rosen, I. F. Orengo e J. E. Wolf. 1995. Dog, cat, and human bites: a review. *Journal of the American Academy of Dermatology* 33(6):1019-29.
3. Talan, D. A., D. M. Citron, F. M. Abrahamian, G. J. Moran e E. J. Goldstein. 1999. Bacteriologic analysis of infected dog and cat bites. (Emergency Medicine Animal Bite Infection Study Group.) *New England Journal of Medicine* 340 (2):85-92.

Se você for atacado por uma água-viva, alguém deve urinar na sua pele

1. Loten, C., B. Stokes, D. Worsley, J. E. Seymour, S. Jiang e G. K. Isbister. 2006. A randomised controlled trial of hot water (45 degrees C) immersion versus ice packs for pain relief in bluebottle stings. *Medical Journal of Australia* 184 (7):329-33.
2. Mark, Little. 2008. First aid for jellyfish stings: do we really know what we are doing? *Emergency Medicine Australasia* 20 (1):78-80.

Muco verde é sinal de sinusite

1. Brook, I. 2003. Microbial dynamics of purulent nasopharyngitis in children. *International Journal of Pediatric Otorhinolaryngology* 67 (10):1047-53.
2. Mainous A. G., W. J. Hueston e C. Eberlein. 1997. Colour of respiratory discharge and antibiotic use. *The Lancet* 350 (9084):1077.
3. Todd, J. K., N. Todd, J. Damato e W. A. Todd. 1984. Bacteriology and treatment of purulent nasopharyngitis: a double blind, placebocontrolled evaluation. *The Pediatric Infectious Disease Journal* 3 (3):226-32.

Desodorante antitranspirante causa câncer de mama

1. Jemal, A., R. Siegel, E. Ward, T. Murray, J. Xu, C. Smigal e M. J. Thun. 2006. Cancer statistics, 2006. *CA: A Cancer Journal for Clinicians* 56 (2):106-30.
2. Jones, J. 2000. Can rumors cause cancer? *Journal of the National Cancer Institute* 92 (18):1469-71.

3. Mirick, D. K., S. Davis e D. B. Thomas. 2002. Antiperspirant use and the risk of breast cancer. *Journal of the National Cancer Institute* 94 (20):1578-80.
4. Wisdom, J. P., M. Berlin e J. A. Lapidus. 2005. Relating health policy to women's health outcomes. *Social Science & Medicine* 61 (8):1776-84.

A vacina contra gripe provoca gripe

1. Bridges, C. B., W. W. Thompson, M. I. Meltzer, G. R. Reeve, W. J. Talamonti, N. J. Cox, H. A. Lilac, H. Hall, A. Klimov e K. Fukuda. 2000. Effectiveness and cost-benefit of influenza vaccination of healthy working adults: A randomized controlled trial. *Journal of the American Medical Association* 284 (13):1655-63.
2. CDC. "Key facts about seasonal flu vaccine." http://www.cdc.gov/flu/protect/keyfacts.htm (Acessado: 15 de maio de 2008).
3. Nichol, K. L., A. Lind, K. L. Margolis, M. Murdoch, R. McFadden, M. Hauge, S. Magnan e M. Drake. 1995. The effectiveness of vaccination against influenza in healthy, working adults. *New England Journal of Medicine* 333 (14):889-93.
4. Tosh, P. K., T. G. Boyce e G. A. Poland. 2008. Flu myths: dispelling the myths associated with live attenuated influenza vaccine. *Mayo Clinic Proceedings* 83 (1):77-84.

A poinsétia é tóxica

1. Krenzelok, E. P., T. D. Jacobsen e J. M. Aronis. 1996. Poinsettia exposures have good outcomes... just as we thought. *American Journal of Emergency Medicine* 14 (7):671-74.
2. Paghat's Garden. "Poinsettia pulcherrima." http://www.paghat.com/poinsettias.html (Acessado: 31 de outubro de 2008).
3. Stone, R. P. e W. J. Collins. Euphorbia pulcherrima: toxicity to rats. *Toxicon* 1971:9(3):301-2.

Você precisa ficar acordado se tiver sofrido uma concussão

1. American Academy of Family Physicians. "Concussion." http://www.aafp.org/afp/990901ap/990901e.html (Acessado: 21 de maio de 2008).
2. American Academy of Family Physicians. "Head injuries: what to watch for afterward." http://familydoctor.org/online/famdocen/home/common/brain/head/084.html (Acessado: 21 de maio de 2008).
3. Cassidy, J. D., L. J. Carroll, P. M. Peloso, J. Borg, H. von Holst, L. Holm, J. Kraus e V. G. Coronado. 2004. Incidence, risk factors and prevention of mild traumatic brain injury: results of the WHO Collaborating Centre Task Force on Mild Traumatic Brain Injury. *Journal of Rehabilitation Medicine* (43 Suppl.):28-60.

Se você é doador de órgãos, os médicos não se esforçam muito para salvar a sua vida

1. Schaeffner, E. S., W. Windisch, K. Freidel, K. Breitenfeldt e W. C. Winkelmayer. 2004. Knowledge and attitude regarding organ donation among medical students and physicians. *Transplantation* 77 (11):1714-18.
2. United Network for Organ Sharing. "Organ donation and transplantation." http://unos.org (Acessado: 15 de maio de 2008).

A gente perde a maior parte do calor do corpo pela cabeça

1. O'Connor A. "The Claim: You Lose Most of Your Body Heat Through Your Head." *The New York Times,* October 26, 2004. http://www.nytimes.com/2004/10/26/health/26real.html (Acessado: 31 de outubro de 2008).
2. Pretorius, T. G., K. Bristow, A. M. Steinman e G. G. Giesbrecht, 2006. Thermal effects of whole head submersion in cold water on nonshivering humans. *Journal of Applied Physiology* 101 (2):669-75.
3. U.S. Army Survival Manual: FM 21-76: U.S. Department of the Army, 1970:148.

Use o filtro de máximo fator de proteção solar para não se queimar

1. Diffey, Brian L. 2001. When should sunscreen be reapplied? *Journal of the American Academy of Dermatology* 45 (6):882-85.
2. Foster RD. "10 myths of skin care: someone's lying to you about how to avoid acne, wrinkles and skin cancer." http://findarticles.com/p/articles/mi_m1608/is_8_18/ai_89389712/pg_2 (Acessado: 11 de junho de 2008).
3. Lademann, J., S. Schanzer, H. Richter, R. V. Pelchrzim, L. Zastrow, K. Golz e W. Sterry. 2004. Sunscreen application at the beach. *Journal of Cosmetic Dermatology* 3 (2):62-68.
4. Taylor, S. R. 2004. SunSmart Plus: the more informed use of sunscreens. *The Medical Journal of Australia* 180 (1):36-37.
5. Taylor, S. e B. Diffey. 2002. Simple dosage guide for suncreams will help users. *BMJ* 324 (7352):1526.

Vitamina C, equinácia e zinco previnem o resfriado

1. Douglas, R. M., H. Hemila, E. Chalker e B. Treacy. 2007. Vitamin C for preventing and treating the common cold. *Cochrane Database of Systematic Reviews* (3):CD000980.
2. Linde, K., B. Barrett, K. Wolkart, R. Bauer e D. Melchart. 2006. Echinacea for preventing and treating the common cold. *Cochrane Database of Systematic Reviews* (1):CD000530.
3. Schoop, R., P. Klein, A. Suter e S. L. Johnston. 2006. Echinacea in the prevention of induced rhinovirus colds: a meta-analysis. *Clinical Therapeutics* 28 (2):174-83.
4. Shah, S. A., S. Sander, C. M. White, M. Rinaldi e C. I. Coleman. 2007. Evaluation of echinacea for the prevention and treatment of the common cold: a meta-analysis. *The Lancet Infectious Diseases* 7 (7):473-80.
5. Turner, R. B., R. Bauer, K. Woelkart, T. C. Hulsey e J. D. Gangemi. 2005. An evaluation of Echinacea angustifolia in experimental rhinovirus infections. *New England Journal of Medicine* 353 (4):341-48.
6. Alexander T. H. e T. M. Davidson. Intranasal zinc and anosmia: the zinc-induced anosmia syndrome. 2006. *The Laryngoscope* 116:217-20.

7. Caruso T. J., C. G. Prober e J. M. Gwaltney. Treatment of naturally acquired common colds with zinc: a structured review. 2007. *Clinical Infectious Diseases* 45:569-74.

"Airborne" é a melhor pedida para prevenir o resfriado

1. ABC News. "Airborne to refund consumers." http://abcnews.go.com/Health/ColdFlu/story?id 4380374&page=1 (Acessado: 21 de maio de 2008).
2. ABC News. "Does airborne really stave off colds?" http://abcnews.go.com/GMA/OnCall/story?id 1664514& page=1 (Acessado: 21 de maio de 2008).
3. Los Angeles Times. "Airborne effects unstudied." http://www.latimes.com/features/printedition/health/la-he-airborne18feb18,1,5237479.story (Acessado: 21 de maio de 2008).
4. Federal Trade Commission. "Makers of Airborne settle FTC charges of deceptive advertising." http://www.ftc.gov/opa/2008/08/airborne.shtm (Acessado: 22 de setembro de 2008).
5. Spiessel S. "Does Airborne work?" Slate Magazine. http://www.slate.com/id/2186493/?from rss (Acessado: 21 de maior de 2008).

Leite materno cura dor de ouvido

1. Ip, S., M. Chung, G. Raman, P. Chew, N. Magula, D. DeVine, T. Trikalinos e J. Lau. 2007. Breastfeeding and maternal and infant health outcomes in developed countries. *Evidence Report/Technology Assessment* (153):1-186.
2. Lubianca Neto, J. F., L. Hemb e D. B. Silva. 2006. Systematic literature review of modifiable risk factors for recurrent acute otitis media in childhood. *Jornal de Pediatria* 82 (2):87-96.

A acupuntura não adianta nada

1. Buchbinder, R., S. E. Green, J. M. Youd, W. J. Assendelft, L. Barnsley e N. Smidt. 2005. Shock wave therapy for lateral elbow pain. *Cochrane Database of Systematic Reviews* (4):CD003524.

2. Cheuk, D. K., W. F. Yeung, K. F. Chung e V. Wong. 2007. Acupuncture for insomnia. *Cochrane Database of Systematic Reviews* (3):CD005472.

3. Ezzo, J. M., M. A. Richardson, A. Vickers, C. Allen, S. L. Dibble, B. F. Issell, L. Lao, M. Pearl, G. Ramirez, J. Roscoe, J. Shen, J. C. Shivnan, K. Streitberger, I. Treish e G. Zhang. 2006. Acupuncture-point stimulation for chemotherapy-induced nausea or vomiting. *Cochrane Database of Systematic Reviews* (2):CD002285.

4. Furlan, A. D., M. W. van Tulder, D. C. Cherkin, H. Tsukayama, L. Lao, B. W. Koes e B. M. Berman. 2005. Acupuncture and dry-needling for low back pain. *Cochrane Database of Systematic Reviews* (1):CD001351.

5. Green, S., R. Buchbinder e S. Hetrick. 2005. Acupuncture for shoulder pain. *Cochrane Database of Systematic Reviews* (2):CD005319.

6. Lee, A. e M. L. Done. 2004. Stimulation of the wrist acupuncture point P6 for preventing postoperative nausea and vomiting. *Cochrane Database of Systematic Reviews* (3):CD003281.

7. Lim, B., E. Manheimer, L. Lao, E. Ziea, J. Wisniewski, J. Liu e B. Berman. 2006. Acupuncture for treatment of irritable bowel syndrome. *Cochrane Database of Systematic Reviews* (4):CD005111.

8. Melchart, D., K. Linde, P. Fischer, B. Berman, A. White, A. Vickers e G. Allais. 2001. Acupuncture for idiopathic headache. *Cochrane Database of Systematic Reviews* (1):CD001218.

9. Smith, C. A., C. T. Collins, A. M. Cyna e C. A. Crowther. 2006. Complementary and alternative therapies for pain management in labour. *Cochrane Database of Systematic Reviews* (4):CD003521.

10. Smith, C. A. e P. P. Hay. 2005. Acupuncture for depression. *Cochrane Database of Systematic Reviews* (2):CD004046.

11. Trinh, K., N. Graham, A. Gross, C. Goldsmith, E. Wang, I. Cameron e T. Kay. 2007. Acupuncture for neck disorders. *Spine* 32 (2):236-43.

12. Trinh, K. V., N. Graham, A. R. Gross, C. H. Goldsmith, E. Wang, I. D. Cameron e T. Kay. 2006. Acupuncture for neck disorders. *Cochrane Database of Systematic Reviews* 3:CD004870.

Estalar as articulações das mãos causa artrite

1. Castellanos, J. e D. Axelrod. 1990. Effect of habitual knuckle cracking on hand function. *Annals of the Rheumatic Diseases.* 49:308-9.
2. Chan, P. S. e D. R. Steinberg, D. J. Bozentka. 1999. Consequences of knuckle cracking: a report of two acute injuries. *American Journal of Orthopedics.* 28 (2):113-14.
3. Swezey, R. L. e S. E. Swezey. 1975. The consequences of habitual knuckle cracking. *Western Journal of Medicine.* 122 (5):377-79.

PARTE III: "MAS EU ESTAVA TOMANDO PÍLULA!"
MITOS SOBRE SEXO E GRAVIDEZ

Homens pensam em sexo a cada sete segundos

1. Laumann, E. O. 1994. *The Social Organization of Sexuality: Sexual Practices in the United States.* Chicago, IL: University of Chicago Press.
2. The Kinsey Institute. "Sexuality information links-FAQ." http://www.kinseyinstitute.org/resources/FAQ.html (Acessado: 19 de maio de 2008).

A camisinha previne contra todas as DSTs

1. Steiner, M. J. and W. Cates, Jr. 2006. Condoms and sexually transmitted infections. *New England Journal of Medicine* 354 (25):2642-43.
2. Wald, A., A. G. M. Langenberg, E. Krantz, J. M. Douglas, Jr., H. H. Handsfield, R. P. DiCarlo, A. A. Adimora, A. E. Izu, R. A. Morrow e L. Corey. 2005. The relationship between condom use and herpes simplex virus acquisition. *Annals of Internal Medicine* 143 (10):707-13.
3. Warner, L., K. M. Stone, M. Macaluso, J. W. Buehler e H. D. Austin. 2006. Condom use and risk of gonorrhea and chlamydia: a systematic review of design and measurement factors assessed in epidemiologic studies. *Sexually Transmitted Diseases* 33 (1):36-51.

O sêmen é altamente calórico

1. Kavanagh, J. P. 1985. Sodium, potassium, calcium, magnesium, zinc, citrate and chloride content of human prostatic and seminal fluid. *Journal of Reproduction and Fertility* 75 (1):35-41.
2. Keel, B. A. 2006. Within-and between-subject variation in semen parameters in infertile men and normal semen donors. *Fertility and Sterility* 85 (1):128-34.
3. Poland, M. L., K. S. Moghissi, P. T. Giblin, J. W. Ager e J. M. Olson. 1985. Variation of semen measures within normal men. *Fertility and Sterility* 44 (3):396-400.

A vida sexual dos solteiros é muito melhor do que a dos casados

1. Laumann, E. O. 1994. *The Social Organization of Sexuality: Sexual Practices in the United States*. Chicago, IL: University of Chicago Press.
2. National Opinion Research Center. "American Sexual Behavior." http://www.norc.org/publications/american+sexual+behavior+2006.htm (Acessado: 20 de maio de 2008).

As mulheres perdem o interesse por sexo após a menopausa

1. Hartmann, U., S. Philippsohn, K. Heiser e C. Ruffer-Hesse. 2004. Low sexual desire in midlife and older women: personality factors, psychosocial development, present sexuality. *Menopause* 11 (6 Pt 2):726-40.
2. Laumann, E. O. 1994. *The Social Organization of Sexuality: Sexual Practices in the United States*. Chicago, IL: University of Chicago Press.

As virgens têm o hímen fechado

1. Acar, A., O. Balci, R. Karatayli, M. Capar e M. C. Colakoglu. 2007. The treatment of 65 women with imperforate hymen by a central incision and application of Foley catheter. *BJOG: An International Journal of Obstetrics & Gynecology* 114 (11):1376-79.
2. Dane, C., B. Dane, M. Erginbas e A. Cetin. 2007. Imperforate hymen – a rare cause of abdominal pain: two cases and review of the literature. *Journal of Pediatric and Adolescent Gynecology* 20 (4):245-47.

3. Miller, R. J. e L. L. Breech. 2008. Surgical correction of vaginal anomalies. *Clinical Obstetrics and Gynecology* 51 (2):223-36.

O médico pode dizer se você é virgem ou não

1. Adams, J. A., A. S. Botash e N. Kellogg. 2004. Differences in hymenal morphology between adolescent girls with and without a history of consensual sexual intercourse. *Archives of Pediatrics and Adolescent Medicine* 158 (3):280-85.
2. Curtis, E. e C. San Lazaro. 1999. Appearance of the hymen in adolescents is not well documented. *BMJ* 318 (7183):605.
3. Rogers, D. J. e M. Stark. 1998. The hymen is not necessarily torn after sexual intercourse. *BMJ* 317 (7155):414.

A mulher não engravida se ele "tirar" no último minuto

1. Aytekin, N. T., Pala, K., Irgil, E., Aytekin, H. "Family planning choices and some characteristics of coitus interruptus users in Gemlik, Turkey." *Women's Health Issues,* 2001, Sep.-Oct.; 11(5):442-7.
2. Bahadur, A., Mittal, S., Sharma, J. B. e Sehgal, R. "Socio-demographic profile of women undergoing abortion in a tertiary centre." *Archives of Gynecology and Obstetrics,* 2008 October; 278(4):329-32.
3. Grady, W. R., Hayward, M. D. e Yagi, J. "Contraceptive failure in the United States: estimates from the 1982 National Survey of Family Growth." *Family Planning Perspectives,* 1986 Sep.-Oct.; 18(5):200-9.
4. KidsHealth. "Withdrawal." http://www.kidshealth.org/PageManager.jsp?dn familydoctor& article_set=10581&lic=44&=cat_id=20018 (Acessado: 21 de maio de 2008).

A mulher não engravida durante a menstruação

1. KidsHealth. "Can a girl get pregnant if she has sex during her period?" http://www.kidshealth.org/PageManager.jsp?dn=familydoctor&lic=44&cat_id=20015&article_set=20406&ps=209 (Acessado: 20 de maio de 2008).

Pílulas anticoncepcionais não funcionam direito se você toma antibióticos junto

1. Burroughs, K. E. e M. L. Chambliss. 2000. Antibiotics and oral contraceptive failure. *Archives of Family Medicine* 9 (1):81-82.
2. Helms, S. E., D. L. Bredle, J. Zajic, D. Jarjoura, R. T. Brodell e I. Krishnarao. 1997. Oral contraceptive failure rates and oral antibiotics. *Journal of the American Academy of Dermatology* 36 (5 Pt 1):705-10.

Você não engravida se tomar pílula anticoncepcional

1. KidsHealth. "Birth control pill." http://www.kidshealth.org/PageManager.jsp?dn=familydoctor&article_set=20395&lic=44&cat_id=20018 (Acessado: 21 de maio de 2008).

É mais provável conceber um bebê do sexo masculino se a relação for no meio do ciclo

1. France, J. T., F. M. Graham, L. Gosling e P. I. Hair. 1984. A prospective study of the preselection of the sex of offspring by timing intercourse relative to ovulation. *Fertility & Sterility* 41 (6):894-900.
2. Gray, R. H. 1991. Natural family planning and sex selection: fact or fiction? *American Journal of Obstetrics & Gynecology* 165 (6 Pt 2):1982-84.
3. Mathews, F., P. J. Johnson e A. Neil. 2008. You are what your mother eats: evidence for maternal preconception diet influencing foetal sex in humans. *Proceedings of the Royal Society of Biological Sciences.* 275(1643): 1661-68.
4. Simcock, B. W. 1985. Sons and daughters – a sex preselection study. *Medical Journal of Australia* 142 (10):541-42.

É possível prever o sexo do bebê sem a ajuda do médico

1. Basso, O. e J. Olsen. 2001. Sex ratio and twinning in women with hyperemesis or pre-eclampsia. *Epidemiology* 12 (6):747-79.
2. Costigan, K. A., H. L. Sipsma e J. A. DiPietro. 2006. Pregnancy folklore revisited: the case of heartburn and hair. *Birth* 33 (4):311-14.

3. Del Mar Melero-Montes, M. e H. Jick. 2001. Hyperemesis gravidarum and the sex of the offspring. *Epidemiology* 12 (1):123-24.
4. Depue, R. H., L. Bernstein, R. K. Ross, H. L. Judd e B. E. Henderson. 1987. Hyperemesis gravidarum in relation to estradiol levels, pregnancy outcome, and other maternal factors: a seroepidemiologic study. *American Journal of Obstetrics & Gynecology* 156 (5):1137-41.
5. Druzin, M. L., J. M. Hutson e T. G. Edersheim. 1986. Relationship of baseline fetal heart rate to gestational age and fetal sex. *American Journal of Obstetrics & Gynecology* 154 (5):1102-3.
6. Fowler, R. M. 1982. The "Drano test". *Journal of the American Medical Association* 248 (7):831.
7. Genuis, S., S. K. Genuis e W. C. Chang. 1996. Antenatal fetal heart rate and "maternal intuition" as predictors of fetal sex. *Journal of Reproductive Medicine* 41 (6):447-49.
8. James, W. H. 1995. Sex ratios of offspring and the causes of placental pathology. *Human Reproduction* 10 (6):1403-6.
9. James, W. H. 2001. The associated offspring sex ratios and cause(s) of hyperemesis gravidarum. *Acta Obstetricia et Gynecologica Scandinavica* 80 (4):378-79.
10. James, W. H. 2004. The sex ratio of pregnancies complicated by hospitalization for hyperemesis gravidarum. *BJOG: An International Journal of Obstetrics and Gynecology* 111 (6):636.
11. McKenna, D. S., G. Ventolini, R. Neiger e C. Downing. 2006. Gender-related differences in fetal heart rate during first trimester. *Fetal Diagnosis and Therapy* 21 (1):144-47.
12. Ostler, S. e A. Sun. 1999. Fetal sex determination: the predictive value of 3 common myths. *Canadian Medical Association Journal* 161 (12):1525-26.
13. Perry, D. F., J. DiPietro e K. Costigan. 1999. Are women carrying "basketballs" really having boys? Testing pregnancy folklore. *Birth* 26 (3):172-77.
14. Petrie, B. e S. J. Segalowitz. 1980. Use of fetal heart rate, other perinatal and maternal factors as predictors of sex. *Perceptual & Motor Skills* 50 (3 Pt 1):871-74.

15. Robles de Medina, P. G., G. H. Visser, A. C. Huizink, J. K. Buitelaar e E. J. Mulder. 2003. Fetal behaviour does not differ between boys and girls. *Early Human Development* 73 (1-2):17-26.

Os gêmeos nascem em gerações intercaladas

1. Gilfillan C. P., D. M. Robertson, H. G. Burger, M. A. Leoni, V. A. Hurley e N. G. Martin. 1996. The control of ovulation in mothers of dizygotic twins. *Journal of Clinical Endocrinology & Metabolism* 81:1557-62.
2. Hoekstra C., Z. Z. Zhao, C. B. Lambalk, G. Willemsen, N. G. Martin, D. I. Boomsma e G. W. Montgomery. 2008. Dizygotic twinning. *Human Reproduction Update* 14:37-47.
3. Lambalk C. B. 2001. Is there a role for follicle-stimulating-hormone receptor in familial dizygotic twinning? *The Lancet* 357:735-36.
4. Lambalk C. B. e J. Schoemaker. 1997. Hypothetical risks of twinning in the natural menstrual cycle. *European Journal of Obstetrics & Gynecology and Reproductive Biology* 75:1-4.
5. O'Connor A. "The claim: twins always skip a generation." *New York Times*. 2 de outubro de 2007.

Viajar de avião é perigoso para o feto

1. Committee opinion: number 264, dezembro de 2001. Air travel during pregnancy. 2001. *Obstetrics & Gynecology* 98 (6):1187-88.
2. Daniell, W. E., T. L. Vaughan e B. A. Millies. 1990. Pregnancy outcomes among female flight attendants. *Aviation, Space, and Environmental Medicine* 61 (9):840-44.
3. Freeman, M., A. Ghidini, C. Y. Spong, N. Tchabo, P. Z. Bannon e J. C. Pezzullo. 2004. Does air travel affect pregnancy outcome? *Archives of Gynecology and Obstetrics* 269 (4):274-77.
4. Friedberg, W., D. N. Faulkner, L. Snyder, E. B. Darden, Jr. e K. O'Brien. 1989. Galactic cosmic radiation exposure and associated health risks for air carrier crewmembers. *Aviation, Space, and Environmental Medicine* 60 (11):1104-8.

5. Morrell, S., R. Taylor e D. Lyle. 1997. A review of health effects of aircraft noise. *Australian and New Zealand Journal of Public Health* 21 (2):221-36.

Repouso previne o parto prematuro

1. Sosa, C., F. Althabe, J. Belizan e E. Bergel. 2004. Bed rest in singleton pregnancies for preventing preterm birth. *Cochrane Database of Systematic Reviews* (1):CD003581.

PARTE IV: "ELE NÃO VAI ENTRAR EM HARVARD SEM 'BABY EINSTEIN'."
MITOS SOBRE BEBÊS E CRIANÇAS

"Baby Einstein" vai deixar meu filho mais inteligente

1. Nyhan P. Videos won't make baby smart. *Seattle Post-Intelligencer.* 8 de agosto de 2007.
2. Thakkar, R. R., M. M. Garrison e D. A. Christakis. 2006. A systematic review for the effects of television viewing by infants and preschoolers. *Pediatrics* 118 (5):2025-31.
3. Toppo G. Report puts a pacifier on "smarter baby" debate. *USATODAY*, 3 de abril de 2007.
4. Zimmerman, F. J. e D. A. Christakis. 2005. Children's television viewing and cognitive outcomes: a longitudinal analysis of national data. *Archives of Pediatrics and Adolescent Medicine* 159 (7):619-25.
5. Zimmerman, F. J. e D. A. Christakis. 2007. Associations between content types of early media exposure and subsequent attentional problems. *Pediatrics* 120 (5):986-92.
6. Zimmerman, F. J., D. A. Christakis e A. N. Meltzoff. 2007. Television and DVD/video viewing in children younger than 2 years. *Archives of Pediatrics and Adolescent Medicine* 161 (5):473-79.

Incluir cereal na alimentação do bebê faz ele dormir mais tempo

1. Crocetti, M., R. Dudas e S. Krugman. 2004. Parental beliefs and practices regarding early introduction of solid foods to their children. *Clinical Pediatrics (Philadelphia)* 43 (6):541-47.

2. Macknin, M. L., S. V. Medendorp e M. C. Maier. 1989. Infant sleep and bedtime cereal. *American Journal of Diseases of Children* 143 (9):1066-68.
3. Nikolopoulou, M. e I. St James-Roberts. 2003. Preventing sleeping problems in infants who are at risk of developing them. *Archives of Disease in Childhood* 88 (2):108-11.
4. Pinilla, T. e L. L. Birch. 1993. Help me make it through the night: behavioral entrainment of breast-fed infants' sleep patterns. *Pediatrics* 91 (2):436-44.
5. Robertson, R. M. 1974. Solids and "sleeping through". *BMJ* 1 (5900): 200.
6. St James-Roberts I., J. Sleep, S. Morris, C. Owen e P. Gillham. 2001. Use of a behavioural programme in the first 3 months to prevent infant crying and sleeping problems. *Journal of Pediatrics and Child Health* 37:289-97.

Segurar o bebê em pé ajuda a evitar o refluxo

1. Carroll, A. E., M. M. Garrisone D. A. Christakis. 2002. A systematic review of nonpharmacological and nonsurgical therapies for gastroesophageal reflux in infants. *Archives of Pediatrics and Adolescent Medicine* 156 (2):109-13.
2. Chao, H. C. e Y. Vandenplas. 2007. Effect of cereal-thickened formula and upright positioning on regurgitation, gastric emptying, and weight gain in infants with regurgitation. *Nutrition* 23 (1):23-28.
3. Craig, W. R., A. Hanlon-Dearman, C. Sinclair, S. Taback e M. Moffatt. 2004. Metoclopramide, thickened feedings, and positioning for gastroesophageal reflux in children under two years. *Cochrane Database of Systematic Reviews* (4):CD003502.

A dentição provoca febre

1. Barlow, B. S., M. J. Kanellis e R. L. Slayton. 2002. Tooth eruption symptoms: a survey of parents and health professionals. *Journal of Dentistry for Children* 69 (2):148-50.

2. Frank, J. e J. Drezner. 2001. Is teething in infants associated with fever or other symptoms? *The Journal of Family Practice* 50 (3):257.
3. Sarrell, E. M., Z. Horev, Z. Cohen e H. A. Cohen. 2005. Parents' and medical personnel's beliefs about infant teething. *Patient Education and Counseling* 57 (1):122-25.
4. Wake, M., K. Hesketh e J. Lucas. 2000. Teething and tooth eruption in infants: A cohort study. *Pediatrics* 106 (6):1374-79.

É seguro para os bebês dormir na cama dos pais

1. American Academy of Pediatrics. 2000. Task Force on Infant Sleep Position and Sudden Infant Death Syndrome. Changing concepts of sudden infant death syndrome: implications for infant sleeping environment and sleep position. *Pediatrics* 105:650-56.
2. Goode E. "Baby in parents' bed in danger? U.S. Says yes, but others demur." *New York Times,* 30 de setembro de 1999.
3. Hauck, F. R. e J. S. Kemp. 1998. Bedsharing promotes breastfeeding and AAP Task Force on Infant Positioning and SIDS. *Pediatrics* 102 (3 Pt 1):662-64.
4. Moon, R. Y. e R. Omron. 2002. Determinants of infant sleep position in an urban population. *Clinical Pediatrics (Philadelphia)* 41 (8):569-73.
5. Mosko, S., C. Richard, J. McKenna e S. Drummond. 1996. Infant sleep architecture during bedsharing and possible implications for SIDS. *Sleep* 19 (9):677-84.
6. NICHD Back to Sleep Campaign. "Safe sleep for your baby: reduce the risk of sudden infant death syndrome (SIDS) (General Outreach)." http://www.nichd.nih.gov/publications/pubs/safe_sleep_gen.cfm (Acessado: 20 de maio de 2008).
7. Person, T. L., W. A. Lavezzi e B. C. Wolf. 2002. Cosleeping and sudden unexpected death in infancy. *Archives of Pathology and Laboratory Medicine* 126 (3):343-45.
8. Scheers, N. J., G. W. Rutherford e J. S. Kemp. 2003. Where should infants sleep? A comparison of risk for suffocation of infants sleeping in cribs, adult beds, and other sleeping locations. *Pediatrics* 112 (4):883-89.

É possível mimar um bebê

1. American Academy of Pediatrics. "Separation Anxiety." http://www.aap.org/publiced/BK0_SeparationAnxiety.htm (Acessado: 20 de maio de 2008).
2. Baby Center. "Should I worry about spoiling my baby?" http://www.babycenter.com/404 _should-i-worry-about-spoiling-my-baby_3446.bc (Acessado: 20 de maio de 2008).
3. Buchholz, E. S. 1997. *The Call of Solitude: Alonetime in a World of Attachment*. Nova York: Simon and Schuster.
4. DrGreene.com. "Spoiling a Baby." http://www.drgreene.com/21_5.html (Acessado: 20 de maio de 2008).
5. Pascoe, J. M. e R. Solomon. 1994. Prenatal correlates of indigent mothers' attitudes about spoiling their young infants: a longitudinal study. *Journal of Developmental and Behavioral Pediatrics* 15 (5):367-69.
6. U of MN Extension. "Comforting your baby doesn't mean spoiling." http://www.extension.umn.edu/info-u/babies/BE328.html (Acessado: 20 de maio de 2008).
7. Wilson, A. L., D. B. Witzke e A. Volin. 1981. What it means to "spoil" a baby: parents' perception. *Clinical Pediatrics (Philadelphia)* 20 (12):798-802.

As lactantes podem beber álcool

1. Breslow, R. A., D. E. Falk, S. B. Fein e L. M. Grummer-Strawn. 2007. Alcohol consumption among breastfeeding women. *Breastfeeding Medicine* 2 (3):152-57.
2. Liston, J. 1998. Breastfeeding and the use of recreational drugs – alcohol, caffeine, nicotine and marijuana. *Breastfeeding Review* 6 (2):27-30.
3. Little, R. E., K. W. Anderson, C. H. Ervin, B. Worthington-Roberts e S. K. Clarren. 1989. Maternal alcohol use during breastfeeding and infant mental and motor development at one year. *New England Journal of Medicine* 321 (7):425-30.
4. Little, R. E., K. Northstone e J. Golding. 2002. Alcohol, breastfeeding, and development at 18 months. *Pediatrics* 109 (5):E72-2.

5. Mennella, J. 2001. Alcohol's effect on lactation. *Alcohol Research & Health* 25 (3):230-34.
6. Mennella, J. A. e G. K. Beauchamp. 1991. The transfer of alcohol to human milk. Effects on flavor and the infant's behavior. *New England Journal of Medicine* 325 (14):981-85.
7. Mennella, J. A. e C. J. Gerrish. 1998. Effects of exposure to alcohol in mother's milk on infant sleep. *Pediatrics* 101 (5):E2.

Remédios para gripe, resfriado e tosse vendidos sem receita são seguros para bebês e crianças pequenas

1. Bhatt-Mehta, V. 2004. Over-the-counter cough and cold medicines: should parents be using them for their children? *The Annals of Pharmacotherapy* 38 (11):1964-66.
2. Chang, A. B., L. I. Landau, P. P. Van Asperen, N. J. Glasgow, C. F. Robertson, J. M. Marchant e C. M. Mellis. 2006. Cough in children: definitions and clinical evaluation. *The Medical Journal of Australia* 184 (8):398-403.
3. Chang, A. B., J. Peake e M. S. McElrea. 2008. Anti-histamines for prolonged non-specific cough in children. *Cochrane Database of Systematic Reviews* (2):CD005604.
4. Committee on drugs. 1997. Use of codeine- and dextromethorphan-containing cough remedies in children. *Pediatrics* 99 (6):918-20.
5. Infant deaths associated with cough and cold medications – two states, 2005. 2007. *Morbidity and Mortality Weekly Report* 56 (1):1-4.
6. FDA. "Nonprescription cough and cold medicine use in children." http://www.fda.gov/cder/drug/advisory/cough_cold_2008.htm (Acessado: 11 de junho de 2008).
7. Sharfstein, J. M., M. North e J. R. Serwint. 2007. Over the counter but no longer under the radar – pediatric cough and cold medications. *New England Journal of Medicine* 357 (23):2321-24.
8. Smith, S. M., K. Schroeder e T. Fahey. 2008. Over-the-counter medications for acute cough in children and adults in ambulatory settings. *Cochrane Database of Systematic Reviews* (1):CD001831.

O andador ajuda o bebê a andar mais cedo

1. Burrows, P. E P. Griffiths. 2002. Do baby walkers delay onset of walking in young children? *British Journal of Community Nursing* 7 (11):581-86.
2. Crouchman, M. 1986. The effects of babywalkers on early locomotor development. *Developmental Medicine & Child Neurology* 28 (6):757-61.
3. Kendrick, D., R. Illingworth, R. Hapgood, A. J. Woods E J. Collier. 2003. Baby walkers – health visitors' current practice, attitudes and knowledge. *Journal of Advanced Nursing* 43 (5):488-95.
4. Khambalia, A., P. Joshi, M. Brussoni, P. Raina, B. Morrongiello e C. Macarthur. 2006. Risk factors for unintentional injuries due to falls in children aged 0-6 years: a systematic review. *Injury Prevention* 12 (6):378-81.
5. LeBlanc, J. C., I. B. Pless, W. J. King, H. Bawden, A. C. Bernard-Bonnin, T. Klassen e M. Tenenbein. 2006. Home safety mea sures and the risk of unintentional injury among young children: a multicentre case-control study. *Canadian Medical Association Journal* 175 (8):883-87.
6. Pin, T., B. Eldridge e M. P. Galea. 2007. A review of the effects of sleep position, play position, and equipment use on motor development in infants. *Developmental Medicine & Child Neurology* 49 (11):858-67.
7. Rhodes, K., D. Kendrick e J. Collier. 2003. Baby walkers: paediatricians' knowledge, attitudes, and health promotion. *Archives of Disease in Childhood* 88 (12):1084-85.
8. Ridenour, M. V. 1982. Infant walkers: developmental tool or inherent danger. *Perceptual & Motor Skills* 55 (3 Pt 2):1201-2.
9. Siegel, A. C. e R. V. Burton. 1999. Effects of baby walkers on motor and mental development in human infants. *Journal of Developmental and Behavioral Pediatrics* 20 (5):355-61.

Leite em pó enriquecido com ferro causa prisão de ventre em bebês

1. Harrod-Wild, K. 2007. Does childhood nutrition matter? *Journal of Family Health Care* 17 (3):89-91.

2. Heresi, G., F. Pizarro, M. Olivares, M. Cayazzo, E. Hertrampf, T. Walter, J. R. Murphy e A. Stekel. 1995. Effect of supplementation with an iron-fortified milk on incidence of diarrhea and respiratory infection in urban-resident infants. *Scandinavian Journal of Infectious Diseases* 27 (4):385-89.
3. Malacaman, E. E., F. K. Abbousy, D. Crooke e G. Nauyok, Jr. 1985. Effect of protein source and iron content of infant formula on stool characteristics. *Journal of Pediatric Gastroenterology and Nutrition* 4 (5):771-73.
4. Pizarro, F., R. Yip, P. R. Dallman, M. Olivares, E. Hertrampf e T. Walter. 1991. Iron status with different infant feeding regimens: relevance to screening and prevention of iron deficiency. *Journal of Pediatrics* 118 (5):687-92.
5. Scariati, P. D., L. M. Grummer-Strawn, S. B. Fein, and R. Yip. 1997. Risk of diarrhea related to iron content of infant formula: lack of evidence to support the use of low-iron formula as a supplement for breastfed infants. *Pediatrics* 99 (3):E2.
6. Singhal, A., R. Morley, R. Abbott, S. Fairweather-Tait, T. Stephenson e A. Lucas. 2000. Clinical safety of iron-fortified formulas. *Pediatrics* 105 (3):E38.

Bebês precisam tomar água quando faz calor

1. Bruce, R. C. e R. M. Kliegman. 1997. Hyponatremic seizures secondary to oral water intoxication in infancy: association with commercial bottled drinking water. *Pediatrics* 100 (6):E4.
2. Hyponatremic seizures among infants fed with commercial bottled drinking water – Wisconsin, 1993. 1994. *Morbidity and Mortality Weekly Report* 43 (35):641-43.
3. Levallois, P., S. Gingras, M. Caron e D. Phaneuf. 2008. Drinking water intake by infants living in rural Quebec (Canada). *Science of the Total Environment* 397 (1- 3):82-85.
4. Manz, F. 2007. Hydration in children. *Journal of the American College of Nutrition* 26 (5 Suppl): 562S-569S.

O açúcar estimula as crianças

1. Hoover, D. W. e R. Milich. 1994. Effects of sugar ingestion expectancies on mother-child interactions. *Journal of Abnormal Child Psychology* 22 (4):501-15.
2. Kinsbourne, M. 1994. Sugar and the hyperactive child. *New England Journal of Medicine* 330 (5):355-56.
3. Krummel, D. A., F. H. Seligson e H. A. Guthrie. 1996. Hyperactivity: is candy causal? *Critical Reviews in Food Science and Nutrition* 36 (1- 2): 31-47.
4. Wolraich, M. L., S. D. Lindgren, P. J. Stumbo, L. D. Stegink, M. I. Appelbaum e M. C. Kiritsy. 1994. Effects of diets high in sucrose or aspartame on the behavior and cognitive per for mance of children. *New England Journal of Medicine* 330 (5):301-7.

Coma espinafre e fique forte como o marinheiro Popeye

1. Cardwell, G. 2005. Spinach is a good source of what? *The Skeptic,* 25(2):31-33.
2. Hamblin, T. J. 1981. Fake. *BMJ* 283 (6307):1671-74.
3. Rogers, Jo. 1990. *What food is that? And how healthy is it?* Sydney, Austrália: Lansdowne Publishing Pty Ltd.
4. Rutzke, C. J., R. P. Glahn, M. A. Rutzke, R. M. Welch, R. W. Langhans, L. D. Albright, G. F. Combs, Jr. e R. M. Wheeler. 2004. Bioavailability of iron from spinach using an in vitro/human Caco-2 cell bioassay model. *Habitation (Elmsford)* 10 (1):7-14.
5. Singh, G., A. Kawatra e S. Sehgal. 2001. Nutritional composition of selected green leafy vegetables, herbs and carrots. *Plant Foods for Human Nutrition* 56 (4):359-64.
6. Zhang, D., D. G. Hendricks e A. W. Mahoney. 1989. Bioavailability of total iron from meat, spinach (Spinacea oleracea L.) and meatspinach mixtures by anaemic and non-anaemic rats. *British Journal of Nutrition* 61 (2):331-43.

PARTE V: "NÃO ENGULA O CHICLETE!" MITOS SOBRE O QUE COMEMOS E BEBEMOS

O chiclete fica no estômago durante sete anos

1. Edgar, W. M. 1998. Sugar substitutes, chewing gum and dental caries – a review. *British Dental Journal* 184 (1):29-32.
2. Imfeld, T. 1999. Chewing gum – facts and fiction: a review of gum--chewing and oral health. *Critical Reviews in Oral Biology & Medicine* 10 (3):405-19.
3. Milov, D. E., J. M. Andres, N. A. Erhart e D. J. Bailey. 1998. Chewing gum bezoars of the gastrointestinal tract. *Pediatrics* 102 (2):e22.

Carne de peru dá sono

1. Barrett, P. R., J. A. Horne e L. A. Reyner. 2005. Early evening low alcohol intake also worsens sleepiness-related driving impairment. *Human Psychopharmacology* 20 (4):287-90.
2. Canadian Food Inspection Agency (1996), *Guide to Food Labeling and Advertising,* http://www.inspection.gc.ca/english/fssa/labeti/guide/toce.shtml <http://www.inspection.gc.ca/english/fssa/labeti/guide/toce.shtml> (Acessado: 6 de março de 2009).
3. Holt, S. H., H. J. Delargy, C. L. Lawton e J. E. Blundell. 1999. The effects of high-carbohydrate *vs* high-fat breakfasts on feelings of fullness and alertness, and subsequent food intake. *International Journal of Food Sciences and Nutrition* 50 (1):13-28.
4. Hoost, U., H. Kelbaek, H. Rasmusen, M. Court-Payen, N. J. Christensen, U. Pedersen-Bjergaarde e T. Lorenzen. 1996. Haemodynamic effects of eating: the role of meal composition. *Clinical Science* 90 (4):269-76.
5. Hudson, C., S. P. Hudson, T. Hecht e J. MacKenzie. 2005. Protein source tryptophan versus pharmaceutical grade tryptophan as an efficacious treatment for chronic insomnia. *Nutritional Neuroscience* 8 (2):121-27.
6. U.S. Food and Drug Administration, Center for Food Safety and Applied Nutrition (2001), "Information Paper on L-tryptophan and 5-hydroxy-L-trytophan". http://vm.cfsan.fda.gov/~dms/ds-tryp1.html (Acessado: 6 de março de 2009).

7. Lenard, N. R. e A. J. Dunn. 2005. Mechanisms and significance of the increased brain uptake of tryptophan. *Neurochemical Research* 30 (12):1543-48.
8. Lloyd, H. M., M. W. Green e P. J. Rogers. 1994. Mood and cognitive performance effects of isocaloric lunches differing in fat and carbohydrate content. *Physiology & Behavior* 56 (1):51-57.
9. Paredes, S. D., M. A. Terron, J. Cubero, V. Valero, C. Barriga, R. J. Reiter e A. B. Rodriguez. 2007. Tryptophan increases nocturnal rest and affects melatonin and serotonin serum levels in old ringdove. *Physiology & Behavior* 90 (4): 576-82.
10. Paz, A. e E. M. Berry. 1997. Effect of meal composition on alertness and performance of hospital night-shift workers. Do mood and performance have different determinants? *Annals of Nutrition and Metabolism* 41 (5):291-98.
11. Platten, M., P. P. Ho, S. Youssef, P. Fontoura, H. Garren, E. M. Hur, R. Gupta, L. Y. Lee, B. A. Kidd, W. H. Robinson, R. A. Sobel, M. L. Selley e L. Steinman. 2005. Treatment of autoimmune neuroinflammation with a synthetic tryptophan metabolite. *Science* 310 (5749):850-55.
12. Van Reen, E., O. G. Jenni e M. A. Carskadon. 2006. Effects of alcohol on sleep and the sleep electroencephalogram in healthy young women. *Alcoholism: Clinical and Experimental Research* 30 (6):974-81.
13. Wells, A. S. e N. W. Read. 1996. Influences of fat, energy, and time of day on mood and performance. *Physiology & Behavior* 59 (6):1069-76.
14. Wells, A. S., N. W. Read, C. Idzikowski e J. Jones. 1998. Effects of meals on objective and subjective measures of daytime sleepiness. *Journal of Applied Physiology* 84 (2):507-15.
15. Wurtman, R. J., J. J. Wurtman, M. M. Regan, J. M. McDermott, R. H. Tsay e J. J. Breu. 2003. Effects of normal meals rich in carbohydrates or proteins on plasma tryptophan and tyrosine ratios. *American Journal of Clinical Nutrition* 77 (1):128-32.

Você pode curar a ressaca com...

1. Jung, T. W., J. Y. Lee, W. S. Shim, E. S. Kang, S. K. Kim, C. W. Ahn, et al. 2006. Rosiglitazone relieves acute ethanol-induced hangover in Sprague-Dawley rats. *Alcohol* 41(3):231-35.
2. McGregor, N. R. 2007. Pueraria lobata (Kudzu root) hangover remedies and acetaldehyde-associated neoplasm risk. *Alcohol* 41(7): 469--78.
3. Pittler, M. H. e J. C. Verster, E. Ernst. 2005 Interventions for preventing or treating alcohol hangover: systematic review of randomized controlled trials. *BMJ* 331(7531):1515-18.
4. Venkataranganna, M. V., S. Gopumadhavan, R. Sundaram, G. Peer e S. K. Mitra. 2008. Pharmacodynamics & toxicological profile of PartySmart, a herbal preparation for alcohol hangover in Wistar rats. *Indian J Med Res* 127(5):460-66.

Uma cerveja antes do destilado causa a pior ressaca

1. Chacko, D. 2006. "Beer before liquor?" *Daily Trojan*, 7 de abril de 2006.
2. Roberts, C. e S. P. Robinson. 2007 Alcohol concentration and carbonation of drinks: The effect on blood alcohol levels. *Journal of Forensic and Legal Medicine* 14(7):398-405.
3. Van Dusen, A. 2007. "Alcohol and hangover myths." *Forbes.com*.

O leite cria catarro

1. Arney, W. K. e C. B. Pinnock. 1993. The milk mucus belief: sensations associated with the belief and characteristics of believers. *Appetite* 20 (1):53-60.
2. Lee, C. e A. J. Dozor. 2004. Do you believe milk makes mucus? *Archives of Pediatrics and Adolescent Medicine* 158 (6):601-3.
3. Pinnock, C. B. e W. K. Arney. 1993. The milk-mucus belief: sensory analysis comparing cow's milk and a soy placebo. *Appetite* 20 (1):61-70.
4. Pinnock, C. B., N. M. Graham, A. Mylvaganam, and R. M. Douglas.

1990. Relationship between milk intake and mucus production in adult volunteers challenged with rhinovirus-2. *American Review of Respiratory Disease* 141 (2):352-6.
5. Wuthrich, B., A. Schmid, B. Walther e R. Sieber. 2005. Milk consumption does not lead to mucus production or occurrence of asthma. *Journal of the American College of Nutrition* 24 (6 Suppl):547S-555S.

Comer banana atrai pernilongos e comer alho os espanta

1. Fradin, Mark S. 1998. Mosquitoes and mosquito repellents: a clinician's guide. *Annals of Internal Medicine* 128 (11):931-40.

Toranja ajuda a queimar calorias

1. Ballard, Tasha L. P., Fathi T. Halaweish, Cheryl L. Stevermer, Puja Agrawal e Matthew D. Vukovich. 2006. Naringin does not alter caffeine pharmacokinetics, energy expenditure, or cardiovascular haemodynamics in humans following caffeine consumption. *Clinical and Experimental Pharmacology and Physiology* 33 (4):310-14.
2. Cunningham, Eleese e Wendy Marcason. 2001. Is it possible to burn calories by eating grapefruit or vinegar? *Journal of the American Dietetic Association* 101 (10):1198-1200.
3. De Jonge, L. e G. A. Bray. 1997. The thermic effect of food and obesity: a critical review. *Obesity* 5 (6):622-31.
4. Duyff, Roberta Larson. 1999. *Food folklore: Tales and Truths About What We Eat*. Minneapolis, MN: Chronimed.
5. Fujioka, K., F. Greenway, J. Sheard e Y. Ying. 2006. The effects of grapefruit on weight and insulin resistance: relationship to the metabolic syndrome. *Journal of Medicinal Food* 9 (1):49-54.
6. Sanders, T. A., R. Woolfe e E. Rantzen. 1990. Controlled evaluation of slimming diets: use of television for recruitment. *Lancet* 336 (8720): 918-20.
7. Stump, A. L., T. Mayo e A. Blum. 2006. Management of grapefruit drug interactions. *American Family Physician* 74 (4):605-8.

Comer à noite engorda

1. Andersson, I. e S. Rossner. 1996. Meal patterns in obese and normal weight men: the 'Gustaf' study. *European Journal of Clinical Nutrition* 50 (10):639-46.
2. Berteus Forslund, H., A. K. Lindroos, L. Sjostrom e L. Lissner. 2002. Meal patterns and obesity in Swedish women – a simple instrument describing usual meal types, frequency and temporal distribution. *European Journal of Clinical Nutrition* 56 (8):740-47.
3. Consoli, A., F. Capani, A. Del Ponte, T. Guagnano, M. Iezzi, G. Ditano e S. Sensi. 1981. Effect of scheduling of meal times on the circadian rhythm of energy expenditure. *Bollettino della Società Italiana di Biologia Sperimentale* 57 (23):2322-24.
4. Dubois, L., M. Girard, M. Potvin Kent, A. Farmer e F. Tatone-Tokuda (2009). "Breakfast skipping is associated with differences in meal patterns, macronutrient intakes and overweight among preschool children." *Public Health Nutrition*, 12, pp. 19-28.
5. Howarth, N. C., T. T. Huang, S. B. Roberts, B. H. Lin e M. A. Mc-Crory. 2007. Eating patterns and dietary composition in relation to BMI in younger and older adults. *International Journal of Obesity* 31 (4):675-84.
6. Sjoberg, A., L. Hallberg, D. Hoglund e L. Hulthen. 2003. Meal pattern, food choice, nutrient intake and lifestyle factors in The Goteborg Adolescence Study. *European Journal of Clinical Nutrition* 57 (12): 1569-78.

Bebidas com cafeína causam desidratação

1. Armstrong, L. E. 2002. Caffeine, body fluid-electrolyte balance, and exercise performance. *International Journal of Sport Nutrition and Exercise Metabolism* 12 (2):189-206.
2. Armstrong, L. E., D. J. Casa, C. M. Maresh E M. S. Ganio. 2007. Caffeine, fluid-electrolyte balance, temperature regulation, and exercise--heat tolerance. *Exercise and Sport Sciences Reviews* 35 (3):135-40.
3. Armstrong, L. E., A. C. Pumerantz, M. W. Roti, D. A. Judelson, G. Watson, J. C. Dias, B. Sokmen, D. J. Casa, C. M. Maresh, H. Lieberman

e M. Kellogg. 2005. Fluid, electrolyte, and renal indices of hydration during 11 days of controlled caffeine consumption. *International Journal of Sport Nutrition and Exercise Metabolism* 15 (3):252-65.

4. Eddy, Nathan B. e Ardrey W. Downs. 1928. Tolerance and crosstolerance in the human subject to the diuretic effect of caffeine, theobromine and theophylline. *The Journal of Pharmacology and Experimental Therapeutics* 33 (2):167-74.

5. Fiala, K. A., D. J. Casa e M. W. Roti. 2004. Rehydration with a caffeinated beverage during the nonexercise periods of 3 consecutive days of 2-a-day practices. *International Journal of Sport Nutrition and Exercise Metabolism* 14 (4):419-29.

6. Grandjean, A. C., K. J. Reimers, K. E. Bannick e M. C. Haven. 2000. The effect of caffeinated, non-caffeinated, caloric and non-caloric beverages on hydration. *Journal of the American College of Nutrition* 19 (5):591-600.

7. Maughan, R. J. e J. Griffin. 2003. Caffeine ingestion and fluid balance: a review. *Journal of Human Nutrition and Dietetics* 16 (6):411-20.

8. Neuhauser, B., S. Beine, S. C. Verwied e P. M. Luhrmann. 1997. Coffee consumption and total body water homeostasis as mea sured by fluid balance and bioelectrical impedance analysis. *Annals of Nutrition and Metabolism* 41 (1):29-36.

É preciso beber no mínimo oito copos de água por dia

1. Continuing Survey of Food Intakes by Individuals (CSFII) 1994-1996, 1998, and Diet and Health Knowledge Survey, 2000. Edição de U. S. Department of Agriculture: National Technical Information Service.

2. [Anônimo]. 2001. Water, Water Everywhere. *HealthNews*.

3. Board, Food and Nutrition. 1945. Recommended Dietary Allowances, edição do N. A. o. Sciences: National Research Council.

4. Brody, J. E. 2000. For lifelong gains, just add water. Repeat. *New York Times*, 11 de julho de 2000.

5. Grandjean, A. C., K. J. Reimers, K. E. Bannick e M. C. Haven. 2000. The effect of caffeinated, non-caffeinated, caloric and non-caloric

beverages on hydration. *Journal of the American College of Nutrition* 19 (5):591-600.

6. Snopes.com. "Eight glasses." http://www.snopes.com/medical/myths/8glasses.asp (Acessado: 11 de junho de 2008).
7. Stare, F. J. McWilliams, M. 1974. *Nutrition for Good Health*. Fullerton, CA: Plycon.
8. Valtin, H. 2002. "Drink at least eight glasses of water a day." Really? Is there scientific evidence for "8 X 8"? *American Journal of Physiology – Regulatory, Integrative, and Comparative Physiology* 283 (5):R993--1004.
9. www.associatedcontent.com, "Woman dead after radio station's water-drinking contest – Associated Content." http://www.associatedcontent.com/article/124583/woman_dead_after_radio_stations_waterdrinking.html (Acessado: 21 de maio de 2008).

Se você está com sede, já está desidratado

1. Kratz, A. e K. B. Lewandrowski. 1998. Case records of the Massachusetts General Hospital. Weekly clinicopathological exercises. Normal reference laboratory values. *New England Journal of Medicine* 339 (15):1063-72.
2. Negoianu, D. e S. Goldfarb. 2008. Just add water. *Journal of the American Society of Nephrology* 19(6):1041-43.
3. Phillips, P. A.; Rolls, B. J.; Ledingham, J. J. G. e Morton, J. J. 1984. Body fluid changes, thirst and drinking in man during free access to water. *Physiology & Behavior* 33:357-63.
4. Robertson, G. L. 1991. Disorders of thirst in man. In *Thirst: Physiological and Psychological Aspects*, edited by B. D. Ramsay DL. Londres: Springer-Verlag.
5. Thompson, C. J., J. Bland, J. Burd e P. H. Baylis. 1986. The osmotic thresholds for thirst and vasopressin release are similar in healthy man. *Clinical Science* 71 (6):651-56.
6. Valtin, H. 2002. "Drink at least eight glasses of water a day." Really? Is there scientific evidence for "8 × 8"? *American Journal of Physiology –*

Regulatory, Integrative, and Comparative Physiology 283 (5):R993--1004.

7. Valtin, H. Schafer, JA. 1995. *Renal Function Mechanisms Preserving Fluid and Solute Balance in Health.* 3ª ed. Boston: Little, Brown.
8. Weinberg, A. D. e K. L. Minaker. 1995. Dehydration. Evaluation and management in older adults. Council on Scientific Affairs, American Medical Association. *Journal of the American Medical Association* 274 (19):1552-56.

É seguro pegar um alimento que caiu no chão, desde que seja em menos de cinco segundos

1. Dawson, P., I. Han, M. Cox, C. Black e L. Simmons. 2007. Residence time and food contact time effects on transfer of Salmonella Typhimurium from tile, wood and carpet: testing the five-second rule. *Journal of Applied Microbiology* 102 (4):945-53.
2. De Cesare, A., B. W. Sheldon, K. S. Smith, and L. A. Jaykus. 2003. Survival and persistence of Campylobacter and Salmonella species under various organic loads on food contact surfaces. *Journal of Food Protection* 66 (9):1587-94.
3. Moore, G., I. S. Blair e D. A. McDowell. 2007. Recovery and transfer of Salmonella typhimurium from four different domestic food contact surfaces. *Journal of Food Protection* 70 (10):2273-80.
4. Rohrer, C. A., T. E. Hieber, L. J. Melnyk e M. R. Berry. 2003. Transfer efficiencies of pesticides from house hold flooring surfaces to foods. *Journal of Exposure Analysis and Environmental Epidemiology* 13 (6):454-64.

Você pode mascar chiclete em vez de escovar os dentes

1. Addy, M., E. Perriam e A. Sterry. 1982. Effects of sugared and sugar--free chewing gum on the accumulation of plaque and debris on the teeth. *Journal of Clinical Periodontology* 9 (4):346-54.
2. Ainamo, J., S. Asikainen, A. Ainamo, A. Lahtinen e M. Sjoblom. 1979. Plaque growth while chewing sorbitol and xylitol simultaneously with sucrose flavored gum. *Journal of Clinical Periodontology* 6 (6):397-406.

3. Anderson, G. B., T. N. McLean, R. G. Caffesse e B. A. Smith. 1990. Effects of zirconium silicate chewing gum on plaque and gingivitis. *Quintessence International* 21 (6):479-89.
4. Edgar, W. M. 1998. Sugar substitutes, chewing gum and dental caries – a review. *British Dental Journal* 184 (1):29-32.
5. Fletcher, J. 2004. *The search for Nefertiti: the true story of a remarkable discovery*. 1ª ed. Nova York: W. Morrow.
6. Imfeld, T. 1999. Chewing gum – facts and fiction: a review of gum-chewing and oral health. *Critical Reviews in Oral Biology & Medicine* 10 (3):405-19.
7. Kleber, C. J. e M. S. Putt. 1986. Plaque removal by a chewing gum containing zirconium silicate. *Compendium of Continuing Education in Dentistry* 7 (9):681-85.
8. Simpson, William Kelly e Robert Kriech Ritner. 2003. *The literature of ancient Egypt: an anthology of stories, instructions, and poetry*. 3ª ed. Nova Haven, CT: Yale University Press.

É preciso esperar uma hora depois de comer para entrar na água

1. Engel, Peter e Merrit Malloy. 1993. *Old Wives' Tales*. Nova York: St. Martin's Press.
2. www.medicinenet.com, "Debunking summer medical myths on MedicineNet.com." http://www.medicinenet.com/script/main/art.asp?articlekey=47368.
3. www.snopes.com, "Wait an hour after eating to swim." http://www.snopes.com/oldwives/hourwait.asp (Acessado: 21 de maio de 2008).

Em dias quentes, é melhor evitar pratos com maionese nos piqueniques

1. FDA. Eating Outdoors: Handling Food Safely. http:// www.cfsan fda.gov/~dms/fssummer.html (Acessado: 21 de novembro de 2008).
2. Smittle, R. B. 2000. Microbiological safety of mayonnaise, salad dressings, and sauces produced in the United States: a review. *Journal of Food Protection* 63 (8):1144-53.

Não faz mal mergulhar a torrada mordida no patê

1. McGee H. "Dip Once or Dip Twice?" http://www.nytimes.com/2008/01/30/dining/30curious.html?_r=3&pagewanted=print&oref=slogin&oref=slogin&oref=slogin (Acessado: 13 de maio de 2008).
2. Trevino J., B. Ballieu, R. Yost, S. Danna, G. Harris, J. Dejonckheere, D. Dimitrioff e M. Philips, "Double-Dipping Does Transfer Bacteria." http://www.clemson.edu/foodscience/PDF%20Downloads/Double-Dipping%20Does%20Transfer%20Bacteria.pdf (Acessado: 13 de maio de 2008).

PARTE VI: "AS VACINAS DEIXARAM O MEU BEBÊ AUTISTA." MITOS QUE GERAM CONTROVÉRSIAS E DEBATES

Desconhecidos envenenam os doces das crianças no Halloween

1. Best, J. 1993. *Threatened Children: Rhetoric and Concern About Child-Victims*. Chicago: Univ. of Chicago Press.
2. National Safety Council, "Halloween." http://www.nsc.org/LIBRARY/FACTS/HALLOWEEN.HTM (Acessado: 6 de junho de 2007).
3. Halloween: An Overview. 1982. National Confectioners Association, Chocolate Manufacturers Association, and National Candy Wholesalers Association.
4. www.snopes.com, "Halloween Poisonings." http://www.snopes.com/horrors/poison/halloween.asp (Acessado: 10 de setembro de 2007).
5. Press finds Halloween sadism rare, but warns of danger. 1973. *Editor and Publisher* 106:22.
6. "The Goblins Will Getcha..." *Newsweek*. 3 de novembro de 1975: 28.
7. Weir E. 2000. The hazards of Halloween. *Canadian Medical Association Journal* 163:1046.
8. White, S. R., G. Dy e J. M. Wilson. 2002. The case of the slandered Halloween cupcake: survival after massive pediatric procainamide overdose. *Pediatric Emergency Care* 18 (3):185-88.

O flúor na água é perigoso

1. American Dental Association, "Fluoride & fluoridation: fluoridation facts introduction." http://www.ada.org/public/topics/fluoride/facts/index.asp (Acessado: 16 de maio de 2008).
2. From the Centers for Disease Control and Prevention. 2000. Achievements in public health, 1900-1999: fluoridation of drinking water to prevent dental caries. *Journal of the American Medical Association* 283 (10):1283-86.
3. Horowitz, H. S. 1996. The effectiveness of community water fluoridation in the United States. *Journal of Public Health Dentistry* 56 (5 Spec No):253-58.
4. Knox, E. G. 1985. *Fluoridation of water and cancer: a review of the epidemiological evidence: report of the working party*. Londres: H.M.S.O.
5. McDonagh, M. S., P. F. Whiting, P. M. Wilson, A. J. Sutton, I. Chestnutt, J. Cooper, K. Misso, M. Bradley, E. Treasure e J. Kleijnen. 2000. Systematic review of water fluoridation. *BMJ* 321 (7265):855-59.
6. Murray, J. J. 1993. Efficacy of preventive agents for dental caries. Systemic fluorides: water fluoridation. *Caries Research* 27 Suppl 1:2-8.
7. National Research Council (U.S) Subcommittee on Health Effects of Ingested Fluoride, Wagner BM, National Research Council (U.S) Board on Environmental Studies and Toxicology, National Research Council (U.S). Commission on Life Sciences. 1993. Health effects of ingested fluoride. Washington, D.C.: National Academy Press.
8. Newbrun, E. 1989. Effectiveness of water fluoridation. *Journal of Public Health Dentistry* 49 (5):279-89.
9. Ripa, L. W. 1993. A half-century of community water fluoridation in the United States: review and commentary. *Journal of Public Health Dentistry* 53 (1):17-44.
10. Ten great public health achievements – United States, 1900-1999. 1999. *Morbidity and Mortality Weekly Report* 48 (12):241-43.

A maioria dos suicídios acontece perto das datas comemorativas

1. Ambade, V. N., H. V. Godbole e H. G. Kukde. 2007. Suicidal and homicidal deaths: a comparative and circumstantial approach. *Journal of Forensic and Legal Medicine* 14 (5):253-60.
2. Annenberg Public Policy Center. "Holiday-suicide link: newspapers turn the corner." http://www.annenbergpublicpolicycenter.org/Downloads/Releases/Release_HolidaySuicide_111907/suiciderelea-senov152007final.pdf (Acessado: 2 de junho de 2008).
3. Annenberg Public Policy Center, "Media continue to perpetuate myth of winter holiday-suicide link." http://www.annenbergpublicpolicycenter.org/Downloads/Adolescent_Risk/Suicide/myth_holiday_suicides20011204.PDF (Acessado: 2 de junho de 2008).
4. Bridges, F. S. 2004. Rates of homicide and suicide on major national holidays. *Psychological Reports* 94 (2):723-24.
5. CDC. 2006. Suicide Fact Sheet.pdf (application/pdf Object). http://www.cdc.gov/ncipc/pub-res/Suicide%20Fact%20Sheet.pdf (Acessado: 2 de junho de 2008).
6. Christoffel, K. K., D. Marcus, S. Sagerman e S. Bennett. 1988. Adolescent suicide and suicide attempts: a population study. *Pediatric Emergency Care* 4 (1):32-40.
7. Corcoran, P., M. Reilly, A. Salim, A. Brennan, H. S. Keeley e I. J. Perry. 2004. Temporal variation in Irish suicide rates. *Suicide and Life Threatening Behavior* 34 (4):429-38.
8. Doshi, A., E. D. Boudreaux, N. Wang, A. J. Pelletier e C. A. Camargo, Jr. 2005. National study of US emergency department visits for attempted suicide and self-inflicted injury, 1997-2001. *Annals of Emergency Medicine* 46 (4):369-75.
9. Durkheim, Émile. 2006. *On suicide*. Londres, Nova York: Penguin.
10. Hillard, J. R., J. M. Holland e D. Ramm. 1981. Christmas and psychopathology. Data from a psychiatric emergency room population. *Archives of General Psychiatry* 38 (12):1377-81.
11. Nishi, M., H. Miyake, H. Okamoto, Y. Goto e T. Sakai. 2000. Relationship between suicide and holidays. *Journal of Epidemiology* 10 (5):317-20.

12. Panser, L. A., D. E. McAlpine, S. L. Wallrichs, D. W. Swanson, W. M. O'Fallon e L. J. Melton, 3ª 1995. Timing of completed suicides among residents of Olmsted County, Minnesota, 1951-1985. *Acta Psychiatrica Scandinavica* 92 (3):214-19.
13. Valtonen, H., K. Suominen, T. Partonen, A. Ostamo e J. Lonnqvist. 2006. Time patterns of attempted suicide. *Journal of Affective Disorders* 90 (2-3):201-7.
14. Zonda, T., K. Bozsonyi e E. Veres. 2005. Seasonal fluctuation of suicide in Hungary between 1970-2000. *Archives of Suicide Research* 9 (1):77-85.

Mais mulheres são agredidas no dia do Super Bowl do que em qualquer outro dia do ano

1. American Psychiatric Association. "Violence & family." http://www.apa.org/pi/viol&fam.html (Acessado: 2 de junho de 2008).
2. Department of Justice. "NCVS – violence against women." http://www.ojp.usdoj.gov/bjs/abstract/femvied.htm (Acessado: 2 de junho de 2008).
3. Goldstein, J. H. e R. L. Arms. 1971. Effects of observing athletic contests on hostility. *Sociometry* 34 (1):83-90.
4. newsinfo.iu.edu. "IUB researchers examine the relationship between football and domestic violence: IU News Room: Indiana University." http://newsinfo.iu.edu/news/page/normal/977.html (Acessado: 2 de junho de 2008).
5. Phillips, David P. 1983. The impact of mass media violence on U.S. homicides. *American Sociological Review* 48 (4):560-68.
6. Ringle, Ken. Debunking the "day of dread" for women; data lacking for claim of domestic violence surge after super bowl. *Washington Post*, 31 de janeiro de 1993.
7. Sachs, Carolyn J. e Lawrence D. Chu. 2000. The Association Between Professional Football Games and Domestic Violence in Los Angeles County. *Journal of Interpersonal Violence* 15 (11):1192-1201.
8. Stritof, S. e B. Stritof, "The false link between domestic violence in marriage and the super bowl." http://marriage.about.com/od/domesticviolence/a/superbowl.htm (Acessado: 2 de junho de 2008).

9. White, G. F., J. Katz e K. E. Scarborough. 1992. The impact of professional football games upon violent assaults on women. *Violence and Victims* 7 (2):157-71.

Medicamentos novos são sempre melhores

1. Agranat, I., H. Caner e J. Caldwell. 2002. Putting chirality to work: the strategy of chiral switches. *Nature Reviews Drug Discovery* 1 (10):753-68.
2. Angell, Marcia. 2004. *The Truth About the Drug Companies: How They Deceive Us and What To Do About It*. 1ª ed. Nova York: Random House.
3. Levocetirizine: new preparation. Me-too: simply the active enantiomer of cetirizine. 2003. *Prescrire International* 12 (67):171-72.
4. Major outcomes in high-risk hypertensive patients randomized to angiotensin-converting enzyme inhibitor or calcium channel blocker *vs* diuretic: The Antihypertensive and Lipid-Lowering Treatment to Prevent Heart Attack Trial (ALLHAT). 2002. *Journal of the American Medical Association* 288 (23):2981-97.
5. Wahlqvist, P., O. Junghard, A. Higgins e J. Green. 2002. Cost effectiveness of esomeprazole compared with omeprazole in the acute treatment of patients with reflux oesophagitis in the UK. *Pharmacoeconomics* 20 (4):279-87.

Vacinas causam autismo

1. Dales, L., S. J. Hammer e N. J. Smith. 2001. Time trends in autism and in MMR immunization coverage in California. *Journal of the American Medical Association* 285 (9):1183-85.
2. Demicheli, V., T. Jefferson, A. Rivetti e D. Price. 2005. Vaccines for measles, mumps and rubella in children. *Cochrane Database of Systemic Reviews* (4):CD004407.
3. Madsen, K. M., A. Hviid, M. Vestergaard, D. Schendel, J. Wohlfahrt, P. Thorsen, J. Olsen e M. Melbye. 2002. A population-based study of measles, mumps, and rubella vaccination and autism. *New England Journal of Medicine* 347 (19):1477-82.

4. BBC News. "MMR doctor defends his research." http://news.bbc.co.uk/1/hi/health/7314144.stm (Acessado: 28 de maio de 2008).
5. Nield, L. S. 2006. Update on the MMR-autism debate: no evidence for a causative link. *Consultant for Pediatricians* 5:S13-S17.
6. Offit, Paul A. 2008. Vaccines and Autism Revisited – The Hannah Poling Case. *New England Journal of Medicine* 358 (20):2089-91.
7. Taylor, B., E. Miller, C. P. Farrington, M. C. Petropoulos, I. Favot-Mayaud, J. Li e P. A. Waight. 1999. Autism and measles, mumps, and rubella vaccine: no epidemiological evidence for a causal association. The *Lancet* 353 (9169):2026-29.
8. Wakefield, A. J., S. H. Murch, A. Anthony, J. Linnell, D. M. Casson, M. Malik, M. Berelowitz, A. P. Dhillon, M. A. Thomson, P. Harvey, A. Valentine, S. E. Davies e J. A. Walker-Smith. 1998. Ileal-lymphoidnodular hyperplasia, non-specific colitis, and pervasive developmental disorder in children. The *Lancet* 351 (9103):637-41.
9. World Health Organization. "Vaccine-preventable diseases." http://www.who.int/mediacentre/events/2006/g8summit/vaccines/en/index.html (Acessado: 23 de setembro de 2008).
10. www.npr.org, "Case stokes debate about autism, vaccines." http://www.npr.org/templates/story/story.php?storyId 87974932 (Acessado: 28 de maio de 2008).

Agradecimentos

Ninguém consegue escrever um livro sozinho, e por isso queremos agradecer a todos os que nos ajudaram a tornar este trabalho realidade. Nosso muito obrigado ao Departamento de Pediatria e à Divisão de Pesquisa em Serviços de Saúde Infantil da Faculdade de Medicina da Universidade de Indiana, assim como ao Hospital Infantil Riley, por seu apoio. Queremos agradecer em especial aos drs. Richard Schreiner e Stephen Downs, que nos deram a liberdade de realizar um trabalho fora do convencional. Também agradecemos ao Instituto Regenstrief e a Tom Inui, que nos ofereceram incentivo e foram nossos mentores. Nosso muito obrigado às nossas agentes, a sagaz sabe-tudo Janet Rosen e a Sheree Bykofsky, que literalmente escreveram o livro que nos ajudou a bater em sua porta, e a seu estagiário Nathan Belofsky, que selecionou o nosso pedido em meio à pilha. Alyse Diamond, nossa editora, assumiu a supervisão deste livro no último segundo e gostou da gente mesmo assim, e por isso também somos gratos. Queremos ainda agradecer ao *BMJ*, que publicou nossos artigos sobre mitos; a Toni, que nos ajudou com o hímen; a Cindy, que foi nossa guia nos labirintos da mídia; e a Zarafina, por preparar o melhor chá do mundo.

Aaron gostaria também de agradecer a sua família, aos pais (Shelley e Stan) por uma vida inteira de amor e apoio, ao irmão e à cunhada (David e Lisa) por sua sabedoria e senso de humor, a sua irmã (Nancy), por sempre se orgulhar tanto dele, e à família de sua mulher (Michael, Sharon, Daniel, Mark e Julie) que gostaram dele desde o primeiro minuto. Ele também tem a sorte grande de contar com amigos que são como sua família, entre os quais (mas não somente) Jon, Sue, Todd, Marlo, Rob, Amy, Jake, Michelle, Matt, Jill e, em especial, Todd e Linda, todos os quais divulgam este livro sempre que podem, sem o menor constrangimento. Um agradecimento especial para Jen, que não é só uma amiga, mas a razão pela qual coisas como este livro são realizadas. Aaron é especialmente grato aos filhos: Jacob, que parece ter herdado só as melhores características do pai;

Noah, que (não como o pai) é destemido e é sempre a alma da festa; e Sydney, que completou a família e prometeu ao pai que seria sua queridinha. Acima de tudo, ele não conseguiria viver sem sua mulher, Aimee, a quem ama de todo o coração e que também o ama suficiente para deixá-lo pensar que tem razão quase o tempo todo.

Rachel agradece de todo coração a Joe Fick, que a faz rir, prepara o jantar para ela e enche sua vida de amor. Ela também estende seu muito obrigada aos pais (Tom e Jacki) por lhe terem oferecido uma base de amor a partir de onde pôde se lançar e explorar o mundo; aos irmãos (Dan e Phil), que descobriram a ciência com ela antes de terem percebido que os cientistas em geral não usam disfarces; aos cunhados (Dave e Charles), seus consultores para citações de filmes e seriados de televisão; aos sogros (Gary e Mae Ellen), que lhe deram Joe e um novo entendimento do amor, além de todos os Vreeman, para quem risos, livros e defender suas opiniões são os maiores prazeres da vida. Além disso, Rachel agradece sinceramente a seu círculo de irmãs nos Estados Unidos (Jéssica, Lorrie, Maria, Elizabeth, Martha e Jéssica), com um agradecimento especial por terem-na elevado ao papel de tia. Agradece também ao Fountain Square Supper Club, que realmente torna aquela rua muito mais agradável. E agradece a todos os ocupantes permanentes e itinerantes da Casa da Universidade de Indiana, que foram sua família em Eldoret, no Quênia, com um sentimento particular de gratidão pela inspiração constante recebida de Joe e Sarah Ellen Mamlin; o incentivo infalível de Sonak, Karin, April e Martin; e o trabalho dedicado de todos os colegas e amigos da AMPATH. Por fim, Rachel gostaria de reconhecer explicitamente que Aaron estava certo a respeito disto.

Sobre os autores

O dr. **Aaron E. Carroll** é professor-associado de Pediatria e diretor do Centro de Pesquisa em Política de Saúde e Profissionalismo da Faculdade de Medicina da Universidade de Indiana. Formou-se em Medicina na Faculdade de Medicina da Universidade da Pensilvânia. Concluiu seu mestrado em Serviços de Saúde pela Universidade de Washington. Coleciona revistas em quadrinhos, é especialista em todas as coisas tecnológicas e joga *videogame* muitíssimo bem. Entre tudo isso, conseguiu se casar e mora com a esposa e os três filhos em Carmel, Indiana.

A dra. **Rachel C. Vreeman** é professora-assistente de Pediatria no Grupo de Pesquisa em Serviços de Saúde Infantil da Faculdade de Medicina da Universidade de Indiana e codiretora de pesquisa pediátrica do Modelo Acadêmico para Prevenção e Tratamento do HIV/aids (AMPATH). Formou-se em Medicina no College of Human Medicine da Universidade Estadual de Michigan. Concluiu seu mestrado em Pesquisa Clínica na Universidade de Indiana. Rachel gosta de fotografar, tocar piano, ficar com o marido e mostrar ao Aaron que ele está errado. Divide seu tempo entre Indianápolis e Eldoret, no Quênia.

IMPRESSÃO E ACABAMENTO:
YANGRAF Fone/Fax: *2095-7722*
e-mail:santana@yangraf.com.br